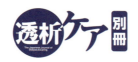

透析室へようこそ！
透析業務 1日まるごとガイド

異動・転職してきて「あら、びっくり！」
失敗しない透析看護のコツ

上野透析クリニック 看護師長
松岡由美子 編著

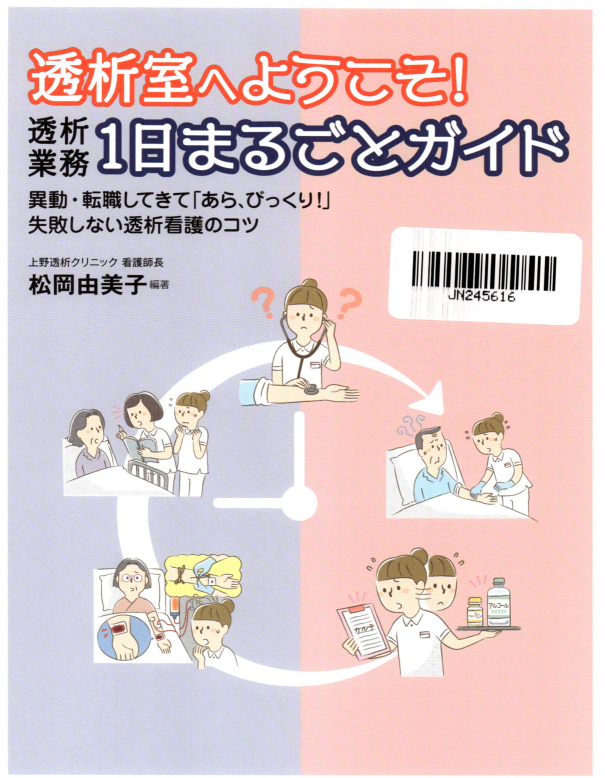

МC メディカ出版

編集にあたって

　透析ナースは、安全に血液透析が行えるよう環境整備や透析資材の確認、透析機器の正常性の確認を行い、透析環境をととのえて患者を迎えます。透析をはじめる前は患者の状態を観察し、透析による生体侵襲を最小限に抑える透析条件を設定して透析を開始します。透析がはじまると、透析による循環動態への影響で透析合併症を生じることがあるため、患者をよく観察し、異常を早期に発見して症状が起こらないように対処し、無事に帰宅できるように対応します。

　本書は、透析ナースの1日の業務の流れに沿ってシーンごとの基本的な知識に加え、透析患者ならではの観察ポイントや注意点、ワンポイントアドバイスを記載しています。また、先輩ナースが新人のころに失敗したエピソードを紹介し、間違いやすい、勘違いしやすい点についても解説しています。透析室に勤務するナースのほか、病棟や外来で勤務しているナースにも、透析業務の理解や実践に役立つ内容になっています。

　2025年1月

上野透析クリニック 看護師長

松岡由美子

透析室へようこそ！
透析業務 1日まるごとガイド

編集にあたって ……………………………………………… 3

編集・執筆者一覧 …………………………………………… 6

本書で使用している略語一覧 ……………………………… 7

第1章 透析室へようこそ！

❶ 透析患者と透析ナース ………………………………… 10

第2章 入室前の準備

❶ 役割の確認と情報収集 ………………………………… 14

❷ 物品の準備 ……………………………………………… 20

❸ 洗浄・プライミング・セッティング ………………… 24

第3章 透析開始まで

❶ 入室時のアセスメント・患者来院後の業務 ………… 32

❷ 体重測定・バイタルサイン測定 ……………………… 38

❸ シャント観察 …………………………………………… 44

❹ 穿刺 ……………………………………………………… 50

❺ 透析の開始（機器操作） ……………………………… 57

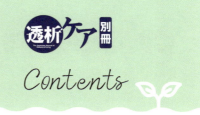

第4章 透析中

1. 透析中の観察・看護 …………………………………………………… 66
2. 透析前後や透析中に投与される薬剤 ………………………………… 72
3. 事故防止への対策・警報の原因と対応 ……………………………… 78
4. 検査データと患者指導 ………………………………………………… 86
5. 透析終了から返血・抜針・止血 ……………………………………… 93

第5章 終了後の片付けまで

1. 透析終了後の観察 …………………………………………………… 100
2. 退室時の観察と対応（帰宅へのケアと指導） …………………… 108
3. 患者退室後の業務（記録、後片付け） …………………………… 113

索引 ………………………………………………………………………… 120
編著者紹介 ………………………………………………………………… 127

編集・執筆者一覧

編集

松岡由美子 まつおか・ゆみこ　上野透析クリニック 看護師長／認定看護師 透析看護分野／慢性腎臓病療養指導看護師／透析技術認定士

執筆者 (50音順)

安部貴之 あべ・たかゆき　東京女子医科大学 臨床工学部／腎臓内科 研究生　第2章❸・第3章❺

今井早良 いまい・さや　日本赤十字社医療センター 看護部 透析看護認定看護師　第2章❶

尾島朋子 おじま・ともこ　医療法人光寿会光寿会春日井病院 透析室 透析看護認定看護師／透析技術認定士／慢性腎臓病療養指導看護師　第5章❸

片岡美和 かたおか・みわ　医療法人衣山クリニック 在宅療養支援室主任／透析看護認定看護師／透析技術認定士／腎代替療法専門指導士　第5章❶

木村 剛 きむら・ごう　透析看護認定看護師　第3章❹

佐々木匡恵 ささき・まさえ　医療法人社団裕眞会あかまつ透析クリニック 看護課 看護師長／慢性腎臓病療養指導看護師／透析技術認定士　第3章❸

高梨未央 たかなし・みお　医療法人社団豊済会下落合クリニック 看護課 師長／慢性腎臓病療養指導看護師／腎代替療法専門指導士／日本糖尿病療養指導士　第4章❺

田中順也 たなか・じゅんや　地方独立行政法人堺市立病院機構堺市立総合医療センター 腎・透析センター 看護責任者／慢性疾患看護専門看護師　第4章❸

畠中禎子 はたなか・ていこ　日本赤十字社東京都支部大森赤十字病院 透析看護認定看護師　第3章❷

濱井 章 はまい・あきら　杏林大学医学部付属病院 腎・透析センター 腎不全看護認定看護師／慢性腎臓病療養指導看護師　第2章❷

古久保 拓 ふるくぼ・たく　特定医療法人仁真会白鷺病院 薬剤科 科長　第4章❷

松岡由美子 まつおか・ゆみこ　上野透析クリニック 看護師長／認定看護師 透析看護分野／慢性腎臓病療養指導看護師／透析技術認定士　第1章❶

丸山航平 まるやま・こうへい　独立行政法人地域医療機能推進機構東京山手メディカルセンター 臨床工学部　第4章❹

栁下宏恵 やぎした・ひろえ　日本赤十字社医療センター 血液浄化センター 主任看護師　第2章❶

矢野晶子 やの・しょうこ　医療法人徳洲会東京西徳洲会病院 透析室 腎不全看護特定認定看護師　第4章❶

山井由香 やまい・ゆか　上野透析クリニック 慢性腎臓病療養指導看護師／透析技術認定士　第3章❶

吉田拓弥 よしだ・たくや　特定医療法人仁真会白鷺病院 薬剤科 主任／腎臓病薬物療法専門薬剤師　第4章❷

渡邉和美 わたなべ・かずみ　社会福祉法人聖隷福祉事業団聖隷横浜病院 血液浄化センター 透析看護認定看護師　第5章❷

本書で使用している略語一覧

ADL	activities of daily living	日常生活動作
AF	atrial fibrillation	心房細動
Alb	albumin	アルブミン
APTT	activated partial thromboplastin time	活性化部分トロンボプラスチン時間
AVF	arteriovenous fistula	自己血管内シャント
AVG	arteriovenous graft	人工血管内シャント
BNP	brain natriuretic peptide	脳性ナトリウム利尿ペプチド
BUN	blood urea nitrogen	血中尿素窒素
BV	blood volume	ブラッドボリューム、循環血液量
Ca	calcium	カルシウム
CDC	Centers for Disease Control and Prevention	米国疾病予防管理センター
CKD	chronic kidney disease	慢性腎臓病
COVID-19	coronavirus disease 2019	新型コロナウイルス感染症
CT	computed tomography	コンピュータ断層撮影
CTR	cardiothoracic ratio	心胸比
DW	dry weight	ドライウエイト
eGFR	estimated glomerular filtration rate	推算糸球体濾過量
ePTFE	expanded polytetrafluoroethylene	延伸ポリテトラフルオロエチレン
ESA	erythropoiesis stimulating agent	赤血球造血刺激因子製剤
hANP	human atrial natriuretic peptide	ヒト心房性ナトリウム利尿ペプチド
Hb	hemoglobin	ヘモグロビン
HBV	hepatitis B virus	B型肝炎ウイルス

HD	hemodialysis　血液透析
HDF	hemodiafiltration　血液透析濾過
HF	hemofiltration　血液濾過
HIT	heparin-induced thrombocytopenia　ヘパリン起因性血小板減少症
Ht	hematocrit　ヘマトクリット
K	Kalium　カリウム
Mg	magnesium　マグネシウム
Na	Natrium　ナトリウム
nPCR	normalized protein catabolic rate　標準化蛋白異化率
P	phosphorus　リン
PEW	protein-energy wasting　たんぱく・エネルギー消費状態
PPE	personal protective equipment　個人防護具
PTH	parathyroid hormone　副甲状腺ホルモン
QOL	quality of life　生活の質
RI	resistance index　血管抵抗指数
TACBUN	time-averaged concentration of BUN　時間平均BUN濃度
TMP	transmembrane pressure　膜間圧力差
VA	vascular access　バスキュラーアクセス
VAIVT	vascular access intervention therapy　経皮的バスキュラーアクセス拡張術

第 1 章

透析室へようこそ！

1 透析患者と透析ナース

透析患者の生活

　慢性腎不全が進行し、末期腎不全になると生命維持のために腎代替療法を受けなくてはなりません。腎代替療法には、血液透析、腹膜透析、腎移植があり、日本では約97％の患者が血液透析を受けています。透析療法は腎移植を受けない限り一生続く治療です。しかし、透析療法は腎臓の機能の一部しか代行することができないため、薬物療法と食事療法も必要となり、透析患者は透析を受けるための時間的な拘束に加え、服薬管理と食事管理の継続で、制限を強いられた生活を続けています。

透析患者とのかかわり

　透析患者は週に3回も通院し、1回4時間以上の透析療法を受け続けています。透析ナースは患者の治療のあいだ、同じ時間を共にしていますから、お互いに親しみを感じるようになり、患者がスタッフをいたわってくれることもあります。
　しかし、馴れ親しんだ相手でも、ちょっとしたすれ違いから感情トラブルをひき起こしてしまうことがあります。感情トラブルは、お互いに慣れすぎて節度を欠いてしまったり、患者の自己管理にかかわることや穿刺ミスがきっかけになることが多いようです。「親しきなかにも礼儀あり」、節度ある態度で接し、患者に起こっている問題に対してそのわけを知り、患者と一緒に対応策を考えることが信頼関係の構築につながります。

透析患者の自己管理と医療への参加

　透析を受けながらも日常生活を順調に送るには、患者自身が自己管理を続けることが必要です。とくに食生活や身体活動、受療行動、心理・社会生活の調整にかかわる自己管理が大切です。自己管理の継続には、自己管理によって健康を回復し、健康を維持する目的がはっきりと認識できていること、医療に参加し自分の意見や要求が取り入れられ、遂行可能と思えるレベルの自己管理からはじめることが重要です。

透析看護の特徴

　透析ナースは透析療法のほか、患者の生活

や治療方針にもかかわるため、多職種と連携
し、患者の家族や患者を支える医療・介護・
福祉についての支援も行います。

透析療法は一生続くためその期間は長く、
透析導入期、透析維持期、終末期のステージ
によって看護のポイントが異なります。最近
では、透析患者の高齢化がすすんでおり、療
養生活が継続できるよう社会保障・福祉制度
の活用も重視され、医療だけでなく介護との
連携も重要になっています。

1) 透析導入期の看護

尿毒症症状が少しずつ改善され、健康の回
復を感じはじめる時期ですが、透析による副
作用の出現やライフスタイルの変化で、さま
ざまな不安や葛藤が生じてきます。透析によ
る時間的拘束で社会的役割や家庭での役割が
変化し、喪失感を味わうこともあります。透
析ナースは、患者のおかれている立場や環
境、患者が思う生活と今の生活の誤差を知
り、理想の生活に近づけるよう支援します。

透析導入は家族にも大きなストレスになり
ます。病状や合併症、いつまで続くかわから
ない食事療法、介護生活の負担、経済的な問
題など、多くの疑問や不安を抱えています。
家族にも透析療法と自己管理の重要性が理解
できるよう説明し、家族が思いを表出できる
場をつくってその苦労をねぎらい、これから
の介護生活を支援します。

2) 透析維持期の看護

透析にも慣れ、自分なりの療養生活を築く
ことができていますが、透析が長期化するこ
とで透析合併症の発症リスクが大きくなり、
将来の不安や死に対する恐怖を感じることが

あります。

また、年齢を重ねてくると身体機能の低下
により、視覚、聴覚などの感覚機能や運動機
能の衰えから日常生活動作（ADL）が低下
し、今までのような日常生活を送ることがむ
ずかしくなります。透析維持期は長期に渡る
療養生活になるため、さまざまな状況の変化
が起こりますので、患者と協同して問題を解
決していきます。日常生活や自己管理が困難
になった場合は、家族など介護者に協力が得
られるかを相談しますが、介護の負担が大き
いため介護保険制度での居宅サービスや施設
入所サービス、地域ボランティアによる生
活・介護支援に関する情報を提供し、活用で
きるように支援します。

3) 終末期の看護

問題を解決するのではなく、よくするとい
う目標に向けて支援します。医療と福祉が同
じ目標に向けて協働し、患者と家族を支えま
す。周囲のサポート体制をととのえ、多職種
と連携・協働することが必要になります。

最期のときが近づくと、家族の誰かが透析
をしないという決断をしなくてはなりませ
ん。「あのとき、透析をやめなければ……」と
後悔し、思い悩む家族もいます。患者の死を
受け止められるよう、これまでの家族の支援
を支持し肯定して、家族がそれを乗り越え、
安穏に過ごすことができるよう支援します。

おわりに

透析患者がいきいきと生活できるよう、安

第1章

透析室へようこそ！

全で安寧な透析療法を提供し、負担の少ない自己管理で患者の思う「よい状態」が維持できるよう支援を続けることが透析ナースの役割と考えます。

引用・参考文献

1) 松岡由美子. "透析患者のサポート". これならわかる！ 透析看護：観察・ケア・トラブル対策・支援. 松岡由美子ほか監修. 東京, ナツメ社, 2022, 175-88, (ナースのための基礎BOOK).
2) 日本透析医学会. わが国の慢性透析療法の現況 (2022年12月31日現在). 日本透析医学会雑誌. 56 (12), 2023, 473-536.

上野透析クリニック
看護師長／認定看護師 透析看護分野／
慢性腎臓病療養指導看護師／透析技術認定士
松岡由美子 まつおか・ゆみこ

第 2 章

入室前の準備

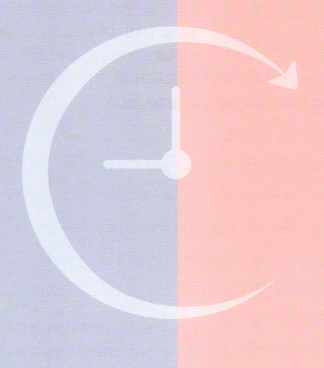

1 役割の確認と情報収集

透析室初心者トウ子の失敗エピソード

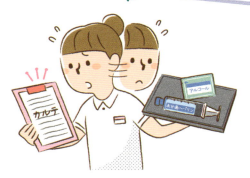

トウ子は、本日担当する透析患者の情報収集を行いました。患者は高齢で、血液透析（HD）導入のために入院となり、本日が初回の透析です。トウ子はカルテ（表）から情報を得ました。

トウ子は「初回の患者だけど、いろいろあって大変そうだな。透析中も気をつけないといけないな」と思いました。情報収集を行ったあと、あらかじめ指示されている透析条件に沿って必要物品の確認を行い、患者の入室を待ちました。穿刺時の皮膚消毒薬はアルコール消毒薬を準備し、抗凝固薬は**未分画ヘパリン**を準備しました。**透析用監視装置（以下、コンソール）は、ベッドの左側に配置**されており、変更しませんでした。また、透析療法の前に**個別な感染症対策は行いませんでした**。これらの判断はトウ子が行い、**チームメンバーへの情報伝達や共有はしていませんでした**。

表　患者のカルテ

- 右前腕に自己血管内シャント（AVF）あり
- B型肝炎ウイルス（HBV）陽性
- アルコールのアレルギー登録あり
- 起床時の体温が37.8℃、湿性咳嗽あり
- 夜間せん妄があり、抗不安薬（精神安定剤）の点滴を行った
- 点滴を自己抜去した
- 一人でトイレに行こうとして転倒し、頭部を打撲した

透析室の看護師が確認すべきこと

透析室の看護師は、医師記録や看護記録、経過表、透析記録などから、入室までに必要な透析患者の情報を収集します。透析開始前は、これから行われる透析療法による体への影響を最小限にするために、透析患者のささ

いな変化も見逃さないように注意し、体や心の状態、自宅や病棟での状況などの情報を得る必要があります。そして、多角的な視点で観察し、透析患者の状態を的確にとらえ、事前に得た情報を他職種（医師、臨床工学技士）と共有し、随時透析条件などを検討する必要があります。また、状況に応じてベッドやコンソールの配置、必要物品の調整など、治療環境もととのえる必要があります（図）。下記に、看護師が透析患者の入室までに確認しておくことと、透析患者の状態で把握しておくことをまとめました。

1）透析患者の入室までに確認しておくこと

・透析室内の環境整備：デジタルスケールベッド、ベッド配置、コンソールの配置、個室隔離の必要性の検討など
・ダイアライザ、血液回路、穿刺針、抗凝固薬、消毒薬、固定用テープ、そのほか必要物品に誤りはないか、機器の不具合がないかなど

2）透析患者の状態で把握しておくこと

・自宅（病棟）でのバイタルサインの異常はないか
・浮腫、呼吸困難感、胸部症状など溢水所見はないか
・皮下血腫、粘膜出血、血尿、黒色便、創傷など出血所見はないか
・食事摂取状況や排泄状況、睡眠状況、服薬管理状況に問題はないか
・意識状態、精神状態、知覚・運動に変調はないか
・バスキュラーアクセスの状態に変わりはな

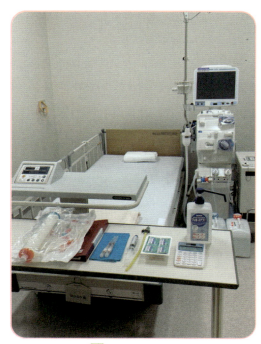

図　透析療法前の準備

いか
・血液データに異常はないか
・個別対応が必要な感染症はないか
・原疾患、合併症による異常な所見はないか

上記の確認項目を参考にして、トウ子の失敗例からカテゴリーに分けて解説します。

感染対策

米国疾病予防管理センター（CDC）のガイドラインでは、標準予防策として「すべての人は、医療施設で伝播するかもしれない病原体に感染しているか、保菌している可能性があると仮定する」と述べています[1]。医療者は、つねに感染の危険性を認識して通常業務にあたらなければなりませんが、透析医療で

は血液に直接触れる可能性も高く、感染対策を順守する必要があります。

透析室では、下記のような理由から感染対策が重要であるといわれています。

・HD が血液を介した治療であること
・患者が頻繁に来院し、一度に複数の患者が同室に集うこと
・透析患者は免疫力が低下していること
・透析患者は栄養状態が悪く感染が増悪しやすいこと
・透析患者の死亡率の約 20％が感染が原因であること
・透析医療従事者の肝炎発症率が高いこと

とくに、B 型肝炎は、血液媒介性感染症であり、透析施設において注意をはらうべき感染症の一つです。HBV 感染患者は個室隔離透析、隔離が不可能な場合はベッド固定、専用のコンソールや透析関連物品を使用することが推奨されています。

トウ子は、今回の患者が HBV 陽性であることを認識していましたが、対策が必要であることを知りませんでした。HBV 陽性患者であることを、医師やほかの看護師、臨床工学技士と情報共有していれば、チームで対策をとることができていたでしょう。

また、咳やくしゃみ、下痢や嘔吐など、周囲へ病原体の伝播を起こしやすい症状を有する患者の場合は、飛沫感染や接触感染を起こす可能性が高いため、ほかの患者と仕切られた区画で透析療法を実施することが推奨されています。それが困難であれば、ベッド間の距離を十分に確保するか、カーテンなどで物理的に患者間の感染を予防できるような状態で透析療法を実施する必要があります。または、ほかの患者と時間差を設ける対応も有効であるとされています。

トウ子は、発熱や呼吸器症状の記録に気づいていましたが、医師やほかの看護師、臨床工学技士と情報共有しておらず、対策をとることができませんでした。近年では、新型コロナウイルス感染症（COVID-19）がクローズアップされたように、今後もさまざまな感染症への対策が必要と考えられます。発熱などの事実を医師、リーダー看護師と共有し、透析室への入室前に診察や検査を実施したり、隔離して透析療法を行ったりするなど、各施設で行える対策をとることが必要です。

抗凝固薬

1）おもな抗凝固薬と使用時の注意点

HD では、体外循環を行う際に血液凝固を阻害するために抗凝固薬を使用します。抗凝固薬には、未分画ヘパリン、低分子ヘパリン、ナファモスタットメシル酸塩、アルガトロバン水和物があり、通常は未分画ヘパリンを使用することが多いでしょう。しかし、出血の危険や出血を伴う場合は、低分子ヘパリンやナファモスタットメシル酸塩を使用します。

出血の可能性がある場合（転倒、転落、打撲、黒色便、急激なヘモグロビン［Hb］低下など）や、出血している場合（喀血、吐血、下血、脳内出血、骨折、術後、創傷など）は、未分画ヘパリンを使用すると、出血を助長させ患者の状態を悪化させる危険性がありま

す。このような情報を得た場合は、速やかに医師やほかの看護師、臨床工学技士と情報共有し、抗凝固薬の変更を検討する必要があります。

トウ子は、昨夜転倒し頭部を打撲した記録に気づいていましたが、頭部打撲から皮下出血や脳出血の可能性を考え、抗凝固薬を変更する必要性について考えることができませんでした。いつもと違う出来事があった場合は、医師、ほかの看護師、臨床工学技士と情報共有することで、未分画ヘパリンからほかの抗凝固薬に変更するなど、患者に必要な対策をとることができたと考えられます。

以下に、それぞれの薬剤の特徴と注意点をあげます。

2）未分画ヘパリン

作用機序はアンチトロンビンⅢ（ATⅢ）を介した抗トロンビン作用で、血中半減期は約40〜90分とされています。注意点として出血増悪があげられています。出血が示唆される場合には、未分画ヘパリンを使用することによって出血を助長させる危険性が非常に高いと考えられます。

3）低分子ヘパリン

作用機序はおもに抗Ｘａ作用で、血中半減期は2〜3時間と未分画ヘパリンよりも長いですが、血液凝固因子であるトロンビンに対する作用が低分子ヘパリンでは弱いため、凝固時間が延長しにくいといわれています。

4）ナファモスタットメシル酸塩

凝固因子の多段階抑制、血小板凝集抑止で、血中半減期が約8分と短く、ほぼ体外循環回路内のみで作用を示すことが特徴です。

そのため、患者の出血リスクを軽減します。しかし、注意点としてアナフィラキシーや高カリウム血症、顆粒球減少があげられており、使用の際には厳重な注意が必要となります。患者には、あらかじめアナフィラキシー症状などの出現の可能性について十分に説明し、症状出現に注意しながら観察を行うことが重要です。

5）アルガトロバン水和物

血液凝固因子であるトロンビンに対して抗凝固作用を示します。未分画ヘパリン、低分子ヘパリンとは異なる凝固因子に作用するため、ヘパリンが効きにくいATⅢの低下した患者や、ヘパリン起因性血小板減少症（HIT）の患者に適応されます。

消毒薬の選択

AVFと人工血管内シャント（AVG）の感染の約90％は、穿刺が原因であるといわれています。AVF・AVGの穿刺の際には、低率ではありますが患者の皮膚の常在菌や一時的に存在する細菌による感染症が発生しうるため、適切な消毒を行うことが必要です。

適切な消毒には、適切な消毒薬の選択が必須です。AVF・AVG穿刺時の消毒薬に求められる性能として、一般的な細菌に有効であり、速効性をもち、かつ持続活性（透析実施中の3〜4時間程度）をもつことがあげられ、0.5％を超えるクロルヘキシジングルコン酸塩含有アルコール、ポビドンヨード消毒液10％、消毒用エタノール、イソプロパノー

ル消毒液70％のいずれかが推奨されています。

速効性の点ではアルコール（エタノールやイソプロパノール）、持続活性に優れるのはクロルヘキシジングルコン酸塩含有アルコールで、両者とも一般細菌には有効とされています。しかし、患者の皮膚の状態、とくにアルコールに対して過敏な患者や皮膚が荒れやすい患者の場合にはポビドンヨード消毒液10％を選択するなど、患者の状態を考慮して消毒薬を選択することが大切です。

トウ子は、患者がアルコールアレルギーであるという情報を得ていましたが、イソプロパノール消毒液70％を準備していました。禁忌薬剤を使用しないよう、医師やほかの看護師、臨床工学技士と情報共有を行い、安全に透析療法を行うことが必要です。

環境整備

安全に透析療法を行うためには、ベッドやコンソールの配置にも配慮が必要となります。通常は利き手とは反対側の左手にシャントを造設することが多いため、ベッドの左側にコンソールを配置している施設が多いと思います。トウ子の透析施設でも、ベッドの左側にコンソールを配置していました。

この患者は右前腕内シャントであるうえに、本日が初回透析です。また、昨夜はせん妄で点滴を自己抜去しています。透析療法中も、せん妄により血液回路を引っ張り、自己抜針に至る危険性が高いと考えられます。ト

ウ子は事前に情報を得ていましたが、ベッドやコンソールの配置変更を検討する必要があることに気づくことができませんでした。ほかの看護師、臨床工学技士と情報共有し、コンソールの配置をベッドの右側や患者の手の届かない位置（頭側）に変更するなど、危険行動のリスクを考慮した対応が必要だったと考えられます。

チーム医療

透析医療は、医師や看護師、臨床工学技士などさまざまな職種が関与する、チーム医療の典型的なものであるといわれています。

厚生労働省によれば、チーム医療とは「医療に従事する多種多様な医療スタッフが、おのおのの高い専門性を前提に、目的と情報を共有し、業務を分担しつつも互いに連携・補完し合い、患者の状況に的確に対応した医療を提供すること」と一般的な理解の仕方を示して推進しています[2]。

また、医療の質を高めるためには、①コミュニケーション、②情報の共有化、③チームマネジメントの3つの視点が重要であるといわれています。トウ子は、情報収集したことを、対策が必要な事案ではないと自己解釈し、ほかのスタッフと共有していませんでした。①常日頃からほかのスタッフとコミュニケーションを円滑に図り、②得た情報を共有することで、③医師や臨床工学技士、リーダー看護師などが必要な対策をマネジメントし、患者に安全な透析療法を提供している、

ということを念頭において、透析看護を行っていく必要があるでしょう。

引用・参考文献

1) O'Grady, NP. et al. Guidelines for the prevention of intravascular catheter-related infections. Am. J. Infect. Control. 39 (4 Suppl 1), 2011, S1-34.
2) 厚生労働省. チーム医療の推進について（チーム医療の推進に関する検討会　報告書）. (https://www.mhlw.go.jp/shingi/2010/03/dl/s0319-9a.pdf, 2024年12月閲覧).
3) 真下泰ほか. 透析におけるチーム医療：臨床工学技士の役割と課題. 札幌社会保険総合病院医誌. 16 (1), 2007, 32-4.
4) 稲富宏之. "チーム医療・多職種連携とコミュニケーション". 作業療法管理学入門. 第2版. 大庭潤平編. 東京, 医歯薬出版, 2021, 26-7.
5) 松岡由美子. "血液透析の実際：透析開始前の看護と観察". 腎不全・透析看護の実践. 松岡由美子ほか編. 東京, 医歯薬出版, 2010, 89-91, (ナーシング・プロフェッション・シリーズ).
6) 田部井薫. "透析室の感染対策：滅菌法と消毒法, 衛生管理：標準予防策（スタンダードプリコーション）". 血液浄化療法ハンドブック2018. 透析療法合同専門委員会編. 東京, 協同医書出版社, 2018, 89-90.
7) 松井則明. "血液浄化療法の基礎と技術：抗凝固法". 前掲書6), 147-52.
8) 門脇大介. "服薬管理：透析中に必要な薬：抗凝固薬".「セルフケアができる！」を支える 透析室の患者指導ポイントブック：明日から活かせるアイデアが満載！ 透析ケア2014年冬季増刊. 岡山ミサ子ほか編. 大阪, メディカ出版, 2014, 124-6.
9) 日本透析医会「透析施設における標準的な透析操作と感染予防に関するガイドライン」改訂に向けたワーキンググループ. 透析施設における標準的な透析操作と感染予防に関するガイドライン（五訂版）. 東京, 日本透析医会, 2020, 183p.
10) 日本透析医会. 透析施設における標準的な透析操作と感染予防に関するガイドライン（六訂版）. 東京, 日本透析医会, 2023, 146p.

日本赤十字社医療センター 血液浄化センター
主任看護師

柳下宏恵 やぎした・ひろえ

日本赤十字社医療センター 看護部
透析看護認定看護師

今井早良 いまい・さや

第2章

入室前の準備

透析室初心者のみなさんへの ワンポイントアドバイス

奥深い透析看護の魅力

　透析室では、一度に複数の患者を担当しながら、患者の病態把握や透析関連機器の操作、透析中の看護、セルフケアの指導を行うなど、業務も多岐にわたります。そのため、透析室初心者にとっては大変な毎日だと感じるかもしれません。しかし、透析看護は安全・安楽な透析療法の提供だけではなく、患者の日常生活や人生そのものにまでかかわることのできる、とてもやりがいのある奥深いものです。ぜひ一緒に透析看護を極めていきましょう！

2 物品の準備

透析室初心者トウ子の失敗エピソード

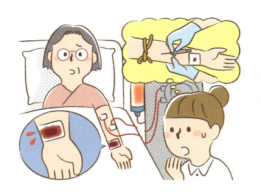

患者のAさんは、左上肢の自己血管内シャント（AVF）閉塞のため、透析療法**前日の17時に血栓除去の手術を受けていました**。透析療法当日はトウ子が受けもちをする予定になっていました。Aさんはいつも透析療法では未分画ヘパリンを使用しており、指示にあるとおり準備をしました。トウ子は透析療法をはじめる前にシャント肢を観察しました。「シャントの音は良好で、スリルはよく触れる、創部の疼痛もない。パットつきの絆創膏は**約1cmほど血液が付着している**けれど、新しく出たものではなさそう。とくに問題なさそうだし、透析療法をはじめようかな」と判断し、**駆血帯を使用して穿刺を行いました**。穿刺は問題なく行うことができ、トウ子は指示のとおり**透析療法開始時の未分画ヘパリンを投与し、持続の未分画ヘパリンを設定しました**。透析療法を開始して1時間後にシャント肢を観察した際、創部を覆っている絆創膏から血液がしみ出していました。トウ子は先輩看護師に相談し、医師へ報告しました。その結果、未分画ヘパリンの投与を中止し、抗凝固薬をナファモスタットメシル酸塩に変更することになりました。

薬の種類、効果、作用時間を把握する

　抗凝固薬は、血液の凝固を防止する作用をもった医薬品です。血液はさまざまな刺激によって凝固し、おもに血管内の刺激（内因系）と血管外による刺激（外因系）によって別々の過程で進行しますが、最終的には同じ過程を経て凝固に至ります。透析療法は血液を外に循環させるため、血液が体外の物質と接触し、凝固しやすくなります。そのため、抗凝固薬を使用する必要があります。そこで、使用する抗凝固薬の種類や効果、作用時間を把握して適切に使用することが大切です。**表**[1]

表　抗凝固薬の種類と特徴（文献1より一部改変）

分類（一般名）	作用	半減期	モニタリング	特徴
未分画ヘパリン （ヘパリン）	アンチトロンビンを活性化、Xaとトロンビンを阻害する	約40〜90分	APTT	出血リスクが高い、ヘパリン起因性血小板減少症に注意
低分子ヘパリン （ダルテパリンナトリウムなど）	アンチトロンビンを活性化、Xaに対する作用が強い	2〜3時間	なし	出血リスクが低い、薬価が高い
ナファモスタットメシル酸塩 （ナファモスタットメシル酸塩）	トロンビン作用を阻害	約8分	なし	出血リスクが低い、作用を体外循環路内へほぼ限局可能、透析膜によっては吸着される、薬価が高い
アルガトロバン水和物 （アルガトロバン水和物）	トロンビン作用を阻害	約30分	なし	アンチトロンビンを介さず抗凝固作用、ヘパリン起因性血小板減少症に使用可、出血リスクが高い

APTT：activated partial thromboplastin time、活性化部分トロンボプラスチン時間

に抗凝固薬の種類と特徴を示します。

準備する際は患者の情報整理を

　抗凝固薬の変更は医師が指示を出すものですが、受けもちをする看護師も手術の術式や部位、出血の程度など、カルテから情報収集したり、身体的アセスメントを行い得た情報を整理して、適切に判断する必要があります。そのため、抗凝固薬を準備する際は薬剤の変更がありうることを考えておきましょう。

先輩や医師に相談する

　観察しても判断がむずかしく迷う場合は、先輩に相談するか、または医師に相談し指示

を受けましょう。トウ子の場合、「パットつきの絆創膏は約1cmほど血液が付着しているけれど、新しく出たものではなさそう」という情報から大丈夫と判断して透析をはじめましたが、Aさんが前日の夕方に手術を受けていることや出血の跡もみられることから、再度出血が起こる可能性があります。自分だけで容易に判断せず、経験値のある先輩看護師や医師に相談し、抗凝固薬の変更を検討してもよかったと考えます。

駆血帯の使用に注意

　トウ子はいつもどおり、駆血帯を使用して穿刺を行いました。そこも重要な改善ポイントです。Aさんは前日にシャントの手術をしています。見た目に新しい出血がないとしても、駆血帯を使用して、長時間血管を怒張さ

第2章

入室前の準備

●駆血帯を使用した穿刺　　　　　●手で駆血をした穿刺

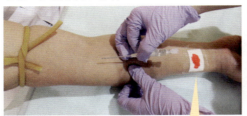
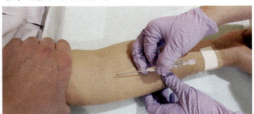

出血するおそれがある

図　駆血帯の使用と手による駆血

せていると創部が圧迫されて傷口が開いて出血してしまうことがあります（図）。そのため、シャントの作製後や血栓除去手術の直後はできるだけ手で短時間で駆血を行い、創部に負担がかからないよう配慮する必要があります。

薬剤の変更によるアレルギーに注意

ナファモスタットメシル酸塩を使用する場合、アレルギー反応からアナフィラキシーショックを起こすことがあります。透析療法を開始して30分以内は、血圧低下の有無や呼吸苦、発疹などバイタルサインと全身症状についてこまめに観察する必要があります。アレルギー症状が出た場合は、抗凝固薬の投与をすぐに中止して、症状を緩和させるために対応します。変更した薬剤が患者にとって禁忌薬ではないかを把握しておきましょう。

まとめ

患者の状態はその日によって変化します。作業がしやすいように準備をしておくことも大切ですが、毎回いつもどおりと思わず、そのときの状態にあわせて、適切な透析療法が

透析室初心者のみなさんへの　ワンポイントアドバイス

基本を忠実に行うことが信頼関係につながる

　透析看護は専門性の高い分野です。透析装置の操作や穿刺などの高度な技術を求められることもありますが、基本を大切にしてほしいと思います。基礎の知識を勉強し、基本の操作をくり返すことで自信がつきます。ベテランの域になっても、看護の基本は変わりません。患者と接するときも、あいさつをしたり目線を同じにしたりといった基本を忠実に行うことで信頼関係が生まれます。そこから、専門性が高められるよういろいろと挑戦してほしいと思います。

提供できるようにしなければなりません。カルテにある情報や看護師の主観も大切ですが、痛みの程度や創部の腫脹、違和感など、患者が感じていることを聞かせてもらいながらアセスメントを行いましょう。

引用・参考文献

1) 村上佳人. "抗凝固薬". 透析室で飛び交う用語 らくわかりイラスト事典280：新人スタッフ必携！ 透析ケア2022年夏季増刊. 佐藤隆ほか編. 大阪, メディカ出版, 2022, 234-5.

杏林大学医学部付属病院 腎・透析センター
腎不全看護認定看護師／
慢性腎臓病療養指導看護師
濵井 章 はまい・あきら

3 洗浄・プライミング・セッティング

透析室初心者トウ子の失敗エピソード

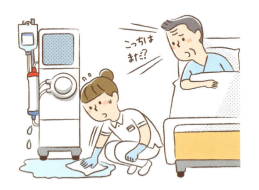

トウ子が透析室に配属されて2週間がたちました。血液回路のプライミングを早朝業務として行っています。**午前中の患者用のプライミングを治療開始までにすべて終えなければなりません**。1日に何回も行う業務であり、やっと慣れてきたところです。

トウ子が「もう少しで終わり！」と思っていたとき、患者たちが来室してきました。トウ子がプライミングをしていたベッドサイドで、患者が「うわっ！ 滑る！」と声をあげたので、見に行くと**プライミング用の生理食塩液が床に全部こぼれていました**。

トウ子は患者をベッドへ座らせ、**急いで床を拭きました**。血液回路を確認して治療ができるようにセッティングをし、ほっとしていたところで「おーい、私の回路が組まれていないよ！」と**準備のできていない**ベッドの患者に注意をされてしまいました。

治療開始までの準備

透析室の朝は一斉に準備をして、患者も一斉に入室するため、小さなミスに対処していると業務が滞ってしまいます。確認箇所が多い血液回路では、見逃しやすいポイントを押さえ、ミスがあったときには安全を第一に考えて誰かを呼ぶか、患者に待ってもらい、落ち着いて対処しましょう。

プライミング・洗浄とは？

血液回路内を液体で満たすことをプライミングといいます。プライミングの目的は、空気（エアー）を除去することと、洗浄を行うことです。血液回路内の空気が患者の体内へ混入すると危険なため、回路内の空気を除去することが重要です。また、回路内の微小なほこり、膜の保護剤、充填液などを除去する必要があるため、洗浄も重要です。

表　プライミング工程

工程	内容
組立	血液回路とダイアライザを接続し、プライミングができるようにクランプや鉗子を閉める工程
セッティング	組立を行った回路を透析用監視装置へ設置する工程
プライミング	血液回路を洗浄し、プライミング液で満たす工程
ガスパージ	ダイアライザの中空糸の外側を透析液で満たす工程

　プライミングに用いる液体をプライミング液といいます。プライミング液は血液と接し、患者の体内に入るため、等張液が用いられます。血液透析（HD）では、生理食塩液（生食）や透析用監視装置で作製された透析液が用いられます。洗浄は、ダイアライザなど医療材料の添付文書に記載された方法で行う必要があります。

血液回路の準備

　施設や透析用監視装置によってさまざまな方法があるため、本稿では、共通して重要なポイント、そして一例として半自動、全自動でプライミングを行う当院の方法を紹介します。医療材料の封を開けてから治療が開始できる状態までの流れとして、組立、セッティング、プライミング、ガスパージという4工程に分けて解説します（表）。

1）組立

　血液が通過する部位の接続は、清潔操作で行います。ダイアライザと血液回路、脱血（A）側と返血（V）側の患者接続ライン同士、生食バッグへの接続などはとくに注意して行います。当院の組立の手順を図1 に示しま

す。

　接続を安定して行うためには、両手でどこかに支点をつくり、お互いの手が固定された状態で回路を接続します（図2 左）。

　また、ネジ山の噛みあわせに注意して接続します。ネジ山が噛みあっていないと接続が不十分で液漏れやエアー混入の原因になります（図2 右）。

　そのほかの手順は施設ごとによって異なると想像されます。当院では血液回路を生食で満たさずに、エアーのままダイアライザへ接続していますが、A側血液回路を生食で満たしてから、ダイアライザへ接続する施設もあります。

2）セッティング

　組立をした回路を透析用監視装置へセットします。ホルダーのまま持ち運び、透析用監視装置のホルダー受けにセットします。

　透析用監視装置へのセットは、血液ポンプ、静脈側気泡検知器、ブラッドボリューム（BV）計など装置に固定されている部分から開始します。当院の例を図3 に示します。血液ポンプ部は、Aチャンバ側からねじれがないようにたどり、ポンプセグメント部をセットします。静脈側気泡検知器へは、Vチャンバ側の下からねじれがないようにセットしま

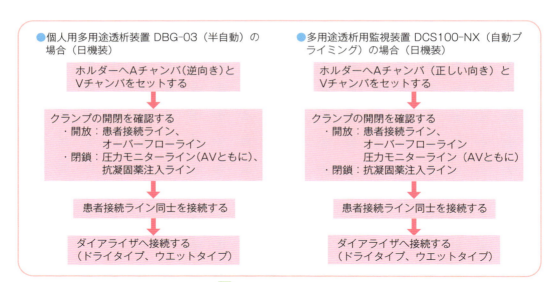

図1　組立の方法（当院での一例）

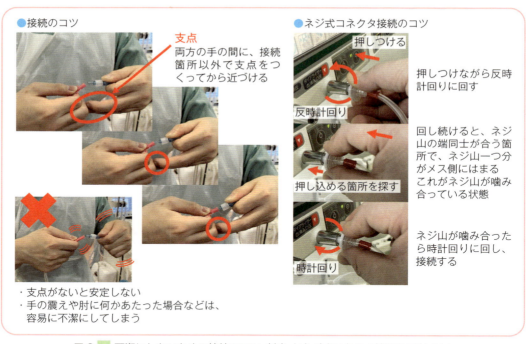

図2　不潔にしないための接続のコツ（左）とネジ式コネクタ接続のコツ（右）

す。これら2点をセットしたあと、血液ポンプより患者側および静脈気泡検出器より患者側にねじれが生じていた場合は、患者接続ライン側を回転させて調整します。ほかのライン（圧力モニターライン、補液ライン、オーバーフローライン）などは片側がどこにも接続されておらず、フリーになっているため、たとえ絡まりやねじれがあっても容易に解け

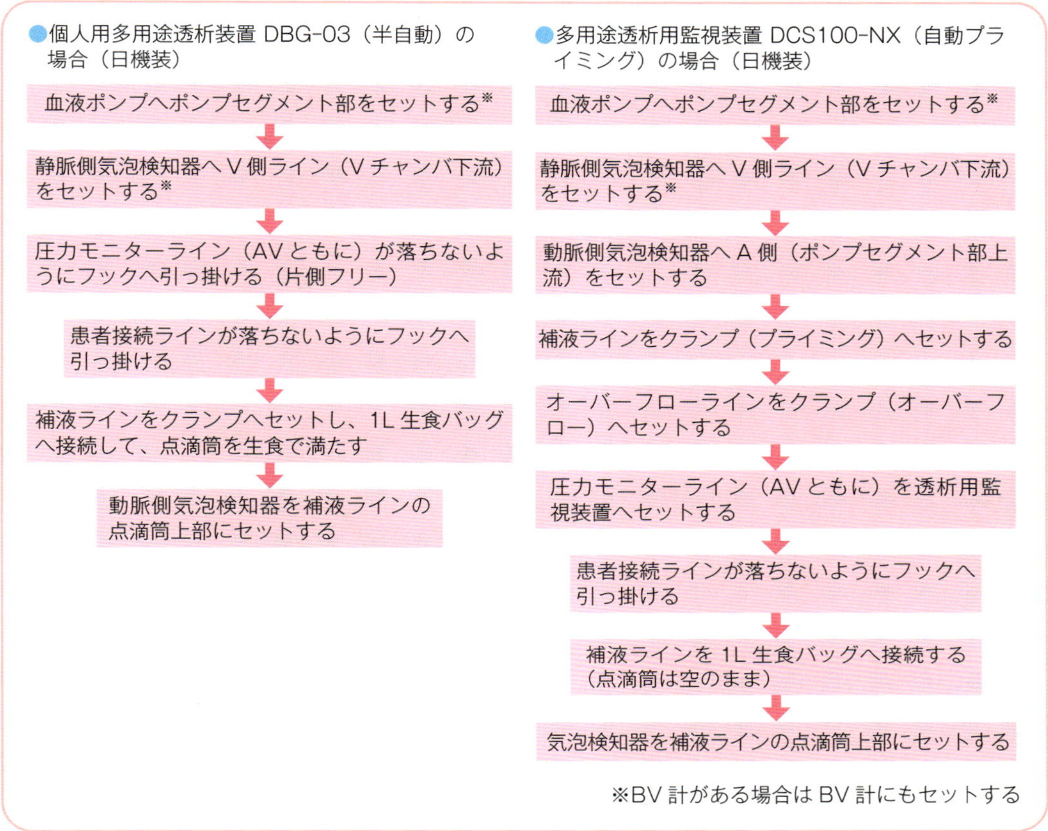

●個人用多用途透析装置 DBG-03（半自動）の場合（日機装）

血液ポンプへポンプセグメント部をセットする※

静脈側気泡検知器へ V 側ライン（V チャンバ下流）をセットする※

圧力モニターライン（AV ともに）が落ちないようにフックへ引っ掛ける（片側フリー）

患者接続ラインが落ちないようにフックへ引っ掛ける

補液ラインをクランプへセットし、1L 生食バッグへ接続して、点滴筒を生食で満たす

動脈側気泡検知器を補液ラインの点滴筒上部にセットする

●多用途透析用監視装置 DCS100-NX（自動プライミング）の場合（日機装）

血液ポンプへポンプセグメント部をセットする※

静脈側気泡検知器へ V 側ライン（V チャンバ下流）をセットする※

動脈側気泡検知器へ A 側（ポンプセグメント部上流）をセットする

補液ラインをクランプ（プライミング）へセットする

オーバーフローラインをクランプ（オーバーフロー）へセットする

圧力モニターライン（AV ともに）を透析用監視装置へセットする

患者接続ラインが落ちないようにフックへ引っ掛ける

補液ラインを 1L 生食バッグへ接続する（点滴筒は空のまま）

気泡検知器を補液ラインの点滴筒上部にセットする

※BV 計がある場合は BV 計にもセットする

図3 セッティングの方法（当院の一例）

ます。

　装置へのセット時は、清潔に扱い、回路が折れ曲がらないように注意します（図4）。

3）プライミング～ガスパージ

　プライミングとは、生食を用いてダイアライザおよび血液回路内を洗浄したあとにプライミング液で満たすことをいいます。全自動や半自動でプライミングを行う装置が多く、そのような装置の場合、前述したセッティングを正しく行うことができていれば、開始スイッチを押すだけでプライミングおよび洗浄が開始されます。機種によっては、透析用監視装置が自己診断を終え、透析液が供給可能

な状態でないとプライミングが実施できないものもあるので、あらかじめ確認しておく必要があります。当院の例を図5に示します。

　自動で洗浄を行ったあとは、治療可能な状態にするために以下のポイントを確認します。

・圧力モニターラインのクランプは開放され、圧力が監視可能か（トランスデューサ保護フィルタが濡れていないか）
・両チャンバの液面は適切な位置か
・オーバーフロー（排液）ラインは閉鎖※されているか
・補液ラインは閉鎖※されているか（一つは

第2章

入室前の準備

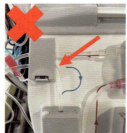
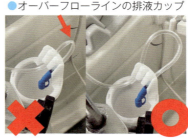

BV計と静脈側気泡検知器のあいだの回路に余裕がないとキンクするため、注意が必要

●オーバーフローラインの排液カップ

ループにして2ヵ所をセットすると外れにくいが、ループが短いとキンクすることがあるため、注意が必要

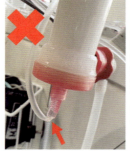
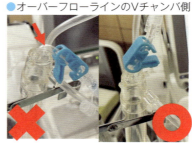

ダイアライザの下部がキンクする可能性があるため、注意が必要（膜面積が大きく、ダイアライザの長さがあるほどキンクしやすい）

●オーバーフローラインのVチャンバ側

回路の重さでキンクすることがあるため、注意が必要

図4　回路のキンク（折れ曲がり）しやすい箇所

●個人用多用途透析装置 DBG-03（半自動）の場合（日機装）

プライミングボタンを押す
↓
（以下①〜⑤は自動）
①V側の充填
②静脈側クランプを閉鎖し、血液ポンプを回転させ、Aチャンバとダイアライザを充填
③補液ラインを閉鎖し、静脈側クランプを開放、血液ポンプを回転させ回路内を循環洗浄
④補液ラインを開放、血液ポンプを回転し、洗浄した生食を排液
⑤補液ラインにつけたA側気泡検知器がエアーを感知したら停止
↓
Aチャンバを正方向にし、液面を取り、A側圧力モニターラインを接続
↓
Vチャンバの液面を取り、オーバーフローラインを閉鎖、V側圧力モニターラインを接続
↓
患者接続ラインを閉鎖
↓
A側気泡検知器をAチャンバ下へセット
↓
カプラをダイアライザへ接続し、ガスパージを実施

●多用途透析用監視装置 DCS-100NX（自動プライミング）の場合（日機装）

カプラをダイアライザへ接続する
↓
プライミングボタンを押す
↓
（以下①〜⑥は自動）
①V側の充填
②静脈側クランプを閉鎖し、血液ポンプを回転させ、Aチャンバとダイアライザを充填
③補液ラインを閉鎖し、静脈側クランプを開放、血液ポンプを回転させ回路内を循環洗浄
④補液ラインを開放、血液ポンプを回転し、洗浄した生食を排液
⑤補液ラインにつけたA側気泡検知器がエアーを感知したら停止
⑥クランプ（オーバーフロー、プライミング、AVの患者接続部）が閉鎖
↓
生食を返血用の生食バッグへ接続し、点滴筒までのラインを生食で満たす

※ガスパージまで完了している場合は、血液回路のワンタッチクランプは閉鎖しなくても装置のクランプにて閉鎖する。

図5　プライミングとガスパージの方法（当院の一例）

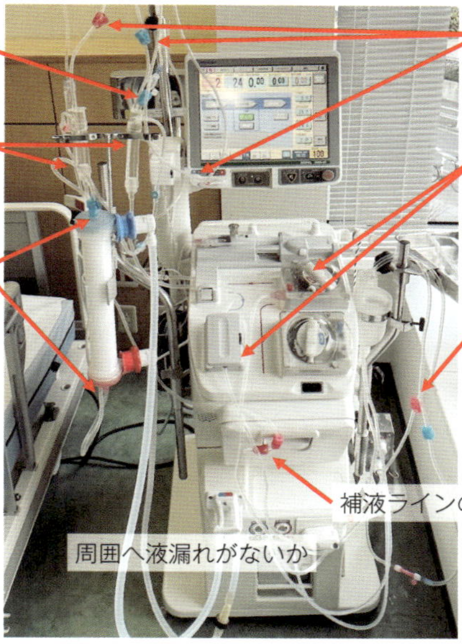

オーバーフローラインの閉鎖

チャンバ液面とエアー除去

ダイアライザ接続部の増し締め

圧力モニターラインの装置への接続およびクランプの開放

血液ポンプ、静脈側気泡検出器へ正しくセットされているか

患者接続ラインの閉鎖とV側にエアーがないか

補液ラインの閉鎖

周囲へ液漏れがないか

図6 プライミング（ガスパージ完了）後の注意点

血液が流れるライン側）

・患者接続ラインは閉鎖※されているか

※閉鎖は、ワンタッチクランプか装置が自動開閉するクランプ。

補液回路の接続

血液透析濾過（HDF）や血液濾過（HF）の治療では、補液ラインの接続が必要になります。透析用監視装置の治療モードを選択し、補液ラインのプライミングを行ったあとに血液回路へ接続します。

オンラインHDFの場合は、透析用監視装置のサンプルポートへの着脱の際に、不潔にならないように注意する必要があります。また、前希釈と後希釈で接続先が異なるため、

指示の確認を行ってから接続する必要があります。

プライミング後の注意点

図6にプライミングとガスパージが完了した血液回路の各部位において注意するポイントを示します。各注意点を確認し終わったら、準備完了となります。

引用・参考文献

1) 安部貴之. 透析前になぜプライミングをするの？ 透析ケア. 24（4）, 2018, 307.
2) 安部貴之. 脱血と返血って何？ 前掲書1）, 308.
3) 公益社団法人日本臨床工学技士会 透析装置安全委員会. 透析用血液回路標準化基準（Ver.1.00）.（http://ja-ces.or.jp/wordpress/03publish/pdf/touseki_hyoujunka_kijun1.00.pdf, 2024年12月閲覧）.

第2章 入室前の準備

透析ケア 別冊　29

4）安部貴之．ビスフェノールA（BPA）．透析ケア．26（4），2020，335．
5）安部貴之．ポリビニルピロリドン（PVP）．前掲書4）．336．

東京女子医科大学 臨床工学部／腎臓内科 研究生
安部貴之 あべ・たかゆき

透析室初心者のみなさんへの **ワンポイントアドバイス**

段階ごとの回路の状態を理解しておくことが重要

　業務を行ううえでプライミングは、今回紹介した医療材料の準備からガスパージまでを含むことが多く、当院においては「治療を開始できる状態にすること」という意味で使用しています。
　今回は4つの工程に分けて解説しましたが、透析用監視装置の特徴を知り、どの段階でどのような回路状態になっていればよいのかを、段階ごとに整理して理解しておくことが重要です。そうすることで間違いに気づき、交換が必要かどうかの判断もつくようになります。

第 3 章

透析開始まで

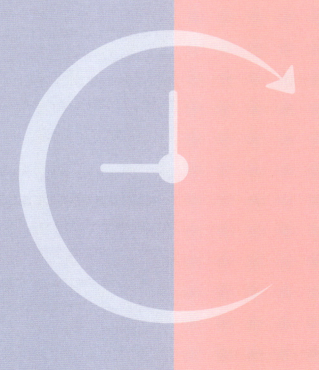

1 入室時のアセスメント・患者来院後の業務

透析室初心者トウ子の失敗エピソード

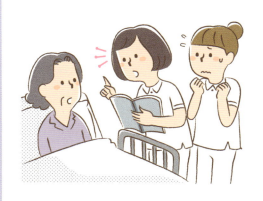

トウ子は穿刺業務をデビューしたばかりで緊張していました。今日はAさんの担当です。「Aさん、本日穿刺を担当するトウ子です。**体調はいつもと変わりありませんか？**」とトウ子が確認すると、Aさんは「ああ、うん」と返事をしました。体重の増加や開始前の血圧に問題はなかったため、ドライウエイト（DW）まで除水設定をしようと考えています。

開始操作をペアで行う先輩ナースが「前回は後半血圧が低めでしたよね。帰宅後はつらくありませんでしたか？ 自宅でも血圧がいつもより低かったようですね」とAさんの**前回の透析記録と家庭血圧ノートを確認**しながら声をかけました。するとAさんは「そうなの。帰ってからしんどくて、夕方まで寝ていました。最近、透析のあとはそういうことが多いかな」と教えてくれました。先輩ナースは医師に報告し、Aさんと相談してDWより0.5kg残してその日の透析を終えました。

次の透析日にAさんは「あの日の透析後は、いつもどおり家事ができました」と笑顔で報告してくれました。「穿刺をする緊張で、**体調確認を具体的にできていなかった**」と反省したトウ子は、透析の開始前に前回の透析後の様子を確認する大切さを学びました。

入室時に行うべきこと

1）入室時および前回透析時の確認

入室時の様子を観察し患者の状態を把握すること、前回の透析後からの体調の変化や自宅での様子を具体的に確認することは、安全にその日の透析を開始して透析条件を設定するためにとても大切です。「苦しそうな呼吸をしている」「顔色が悪い」「ふらつきがある」などの身体的な異常を認めた場合には、関連する症状やバイタルサインを確認しアセスメ

ントしたうえで、速やかに医師に報告します。出血性疾患を疑う場合には抗凝固薬の検討も必要になります。また「いつもと違って元気がない」「口数が少なく緊張している様子がある」など精神面の様子も把握します。何気ない会話をとおしてふだんからよく観察することがわずかな違いに気づくことにつながり、早期の介入を可能にします。

患者は「変わりありませんか？」と聞かれると「はい」と答えてしまいがちです。直近の透析記録や家庭血圧ノートを参照しながら「前回の透析では足がつってつらかったですね。自宅ではいかがでしたか？」と、具体的に確認しましょう。

2）透析室看護師による支援

患者にとって透析療法は生命を維持するために必要不可欠な治療ですが、透析を受けることだけが患者の生活のすべてではありません。透析後の日常生活に影響を与えず、家庭での役割や仕事を行えるような日常生活動作（ADL）と体調を維持できるように支援することが透析室看護師の役割です。

患者本人確認

本人確認は、原則、本人にフルネームを名乗ってもらうようにします。緊張していたり、高齢で聴力が低下していたりする場合、「○○さんですね」と聞いた際に名前が間違っていても「はい」と答えてしまう場面があるからです。意識レベルの低下や認知症などのため患者自身で名乗れない場合には、スタッフが2名以上でネームバンドや持参の自宅血圧ノート、災害時や緊急時のために必携してもらっている透析カードなどで本人確認を行います。

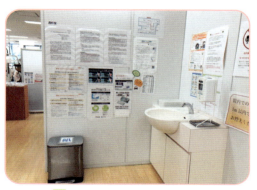

図1　透析室入口に設置している洗面台

患者の手洗いの励行

1）シャント感染対策

患者には、シャント肢はふだんから清潔に保つことを指導します。シャントの感染予防として、穿刺の消毒前に皮膚の汚れや有機物を除去することが重要です。当院の透析室の入口には洗面台を設置しており、透析室への入室前にはシャント肢の感染予防と一般的な感染対策として、シャント肢全体を石けんと流水で洗うように励行しています（図1）。

慢性透析患者は易感染性であり、血液透析（HD）療法は血液を体外循環させる治療の特性や、同じ室内で多数の患者を集団治療するという治療環境から、院内感染を生じやすい医療です。そのためスタッフは標準予防策（スタンダードプリコーション、基本は手指

衛生と個人防護具〔PPE〕の着用）を徹底します。

2）新型コロナウイルス感染症対策

新型コロナウイルス感染症（COVID-19）の世界的な流行以降は、前述のような標準予防策に加え、患者にも来院時には不織布マスクを装着し、クリニックの入口でサーモグラフィによる体温測定を行い、アルコールによる手指消毒をしてから院内に入るよう指導しています。自宅での体温測定も行い、発熱や有症状時には電話連絡するよう伝えています。感染症が疑われる場合、確定した場合には、時間的、空間的な隔離透析を行い院内感染の予防に努めることが大切です。

入室時の様子を確認する

1）観察ポイント

維持透析を受ける患者は週3回施設に通ってきます。看護師はふだんから会話をするなかで十分に観察して、いつもと違う様子がないかどうかを注意深く確認します。以下に入室時の確認ポイントを示します。

・歩き方や喋り方、顔色に変わりはないか
・表情や声の大きさ、態度に変調はないか
・出血性疾患を疑う所見はないか（消化管出血、眼底出血、血尿、脳出血など）
・傷や内出血などがないか
・身なりが保たれ保清は行われているか

これらのポイントについてなぜ観察が必要か、考えられる病態や必要なアセスメントもあわせて説明します。

2）歩き方や喋り方、顔色に変わりはないか

●転倒を予防するために

患者の入室前には、転倒予防として透析用監視装置や体重計のコード類がつまずきやすい場所にないか、プライミング時のプラスチックのキャップなどのごみが落ちていないか、消毒やプライミングの際に落ちた水滴で床は濡れていないかなど、周囲の環境を整備・確認します。高齢患者では運動機能や視力の低下でふらついたり転倒することがないように見守り、必要があれば付き添います。

●脳血管障害の可能性

透析患者は健常人に比べて脳血管障害の発症率がきわめて高く、脳梗塞より脳出血の頻度が高いことが特徴とされていました。しかし近年は脳梗塞が増加傾向にあります。その背景には新規導入患者の高齢化、糖尿病患者の増加、透析機器の進歩に伴うヘパリン使用量の減量や低分子ヘパリンの開発、遺伝子組み換え型ヒトエリスロポエチン製剤の導入に伴う貧血改善（血液粘稠度の上昇）などの要因が関与していると示唆されています[1, 2]。

また、透析患者では心房細動の罹患率が著しく高いため、心原性の脳梗塞リスクがあることを理解しておきましょう。歩行状態や発語に異変を認めた場合は脳血管障害の可能性も考慮し、神経学的異常（麻痺、失語、構音障害、瞳孔不同、けいれん発作、頭痛など）を確認し、バイタルサインとあわせて速やかに医師に報告します。

●高カリウム血症や溢水の可能性

高度な高カリウム血症では四肢の脱力が生

じることもあるので、歩行困難の場合には四肢や口唇にしびれがないか、徐脈はないか確認して、必要時には医師の指示のもと、心電図や血液検査を行います。溢水や心不全になると顔色が不良になり、呼吸苦を訴えます。そのような症状を認めた場合には呼吸状態や咳嗽の有無、体重増加や浮腫、体位による呼吸苦の悪化はあるかなどを問診し、必要時には経皮的動脈血酸素飽和度や血液ガスの測定、胸部エックス線検査を行います。高カリウム血症や溢水では速やかな透析療法開始が救命と症状緩和につながるため、これらの症状がある場合には迅速な対応が重要です。

3）表情や声の大きさ、態度に変調はないか

身体的な不調や透析療法への不安（透析を受容できていない、穿刺が苦痛など）があると活気がなくなり表情も暗くなることでしょう。患者に寄り添い、ふだんから何でも話してもらえる関係を築くことが問題解決につながります。

4）出血性疾患を疑う所見はないか（消化管出血、眼底出血、血尿、脳出血など）

顔色が不良で血圧低下も認める場合には消化管出血を疑い、便の色の確認や必要時にはヘモグロビンチェックを行います。糖尿病、高血圧の透析患者では眼底出血を来すこともあります。おもな初期症状は、飛蚊症、目のかすみ、ゆがんで見える、視野欠損などです。また多発性囊胞腎の患者では血尿がみられることがあります。前述の脳出血もここに該当します。

これらの出血性疾患を疑う症状が重症な場

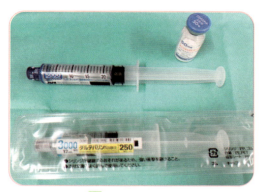

図2 さまざまな抗凝固薬

合には、専門科への受診や必要な検査を透析開始より優先させるケースもあります。透析を開始できる状態であれば、抗凝固薬の使用によって出血を助長し重篤な状況に至る危険性を回避するために、抗凝固薬の種類（図2）の選択、投与量、使用方法の検討を行います。

5）傷や内出血などがないか

シャント肢を観察する際に手のひらの擦過傷や、浮腫を確認する際に下腿の内出血に気づいて、患者に聞いてみると「転倒した」と答えることがあります。とくに高齢の患者では「このくらいは言わなくてもよいだろう」と考えたり、透析には関係のない情報だと自己判断したりして、転倒やけがのエピソードを話さないこともあります。自分で正確に状況を伝えられない患者には、スタッフの観察が大切になります。

6）身なりが保たれ保清は行われているか

認知力低下の兆候として、身なりを気にせず入浴をしなくなること、洗濯をせずに同じ着衣を着続けることがあるため、衛生・保清状態にも注意を払います。

前回透析後から自宅での状況

確認するのは「前回までの透析記録」「自宅でのバイタルサイン、体調」「食事や排泄の情報」「服薬状況」「睡眠や休息状況」です。

1）前回までの透析記録

前回までの透析の経過を透析記録から情報収集し、自宅での様子を確認することは透析条件の設定において大切です。とくに前回の透析で下肢がつった、血圧が低下し気分不快が生じたなどのエピソードがある場合には、本人とも相談し、DWの検討も含めた除水設定を慎重に行います。

2）自宅でのバイタルサイン、体調

患者には自宅での血圧を主としたバイタルサインや尿量、シャントの状態などをノートに記載して透析のたびに持参するように指導します。家事や仕事がいつもどおりできているかどうかも確認しましょう。また体重の増加は通常と大きく変わりないか、食事は適切に摂取できているかも確認します。

3）食事や排泄の情報

体重増加が多い場合には食事の内容を確認しますが、責めることのないように気をつけましょう。導入間もない患者では「食塩の制限が水分を制限するために必要」であることを理解するのがむずかしい印象があります。体重増加の原因をいっしょに考えて改善点を明確にし、実現可能な管理目標を立てるようにします。また高齢患者は体調不良から食欲が低下したり、下痢や発熱を生じると容易に脱水症状を起こしたりするため、体重増加が少ない場合にも注意を要します。

透析患者は飲水の制限やカリウム制限のために、野菜やくだものから食物繊維を十分に摂取できないこと、利尿薬や陽イオン交換樹脂、ある種のリン吸着薬などの服用の影響から、慢性的な便秘傾向にあることが多いです。便秘をしている場合は腸内に停滞している便量を考慮し、除水を調整する（残すことを検討する）必要があるため、排便状況の確認も行います。

4）服薬状況／睡眠や休息状況

血圧の確認とあわせて自宅での降圧薬の服薬状況を聞きとります。睡眠や休息が十分とれていない場合には、透析中の血圧変動を来しやすいので注意が必要です。

5）連絡ノートの作成・活用

当院では本人からの情報収集が困難なときには「連絡ノート」を作成し、家族と情報の交換・共有を行っています。日ごろから患者にとってのキーパーソン、家族構成、食事の支度や服薬管理、送迎など身の回りのことを行っているのは誰なのかを知っておくことはとても大切です。近年は高齢独居の人も増えていて、ケアマネジャーや訪問看護師と連絡ノートを情報共有に活用する場面も増加しています。

引用・参考文献

1) 日本透析医学会. 血液透析患者における心血管合併症の評価と治療に関するガイドライン. 日本透析医学会雑誌. 44（5）, 2011, 337-425.
2) Toyoda, K. et al. Stroke in patients on maintenance hemodialysis : a 22-year single-center sutudy. Am. J. Kidney Dis. 45（6）, 2005, 1508-66.

3）日本透析医会「透析施設における標準的な透析操作と感染予防に関するガイドライン」改訂に向けたワーキンググループ．"院内感染予防の基本：標準予防策（スタンダードプリコーション，standard precaution）"．透析施設における標準的な透析操作と感染予防に関するガイドライン（五訂版）．東京，日本透析医会，2020，39-41．
4）日本透析医学会．わが国の慢性透析療法の現況（2020年12月31日現在）．日本透析医学会雑誌．54（12），2021，611-57．
5）松岡由美子．"透析前の観察"．これならわかる！透析看護：観察・ケア・トラブル対策・支援．松岡由美子ほか監修．東京，ナツメ社，2022，71，（ナースのための基礎BOOK）．
6）片村幸代．"体外循環に必要な観察・ケア"．腎不全看護．第5版．日本腎不全看護学会編．東京，医学書院，2016，147-51．
7）藤岡千夏．"患者入室時の観察"．透析ケアBASIC：透析室に配属されたらこの1冊！透析ケア2018年夏季増刊．松岡由美子編．大阪，メディカ出版，2018，74-7．

上野透析クリニック
慢性腎臓病療養指導看護師／透析技術認定士
山井由香 やまい・ゆか

第3章 透析開始まで

笑顔を忘れず長いおつき合いを

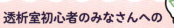
透析室初心者のみなさんへのワンポイントアドバイス

　「週3回、同じ患者と接する」ということを、筆者はずっと苦手に思っていました。「穿刺での失敗や対応に満足してもらえなかったことを、何年も言われる……」とネガティブにとらえていました。しかし、1回4時間、週3回接するのは、家族と過ごす時間より多いくらいなのですよね。真摯な対応を続けていれば、患者は私たち医療スタッフの成長を見て、信頼してもらえるようになることも多いと実感してから、苦手意識は減りました。

　これまでの看護師としての経験はかならず役に立ちます。患者の長い療養生活のなかでは不整脈や骨折、がんなどの病気を生じることもありますが、透析療法は継続するからです。笑顔を忘れずにがんばりましょう。

2 体重測定・バイタルサイン測定

透析室初心者トウ子の失敗エピソード

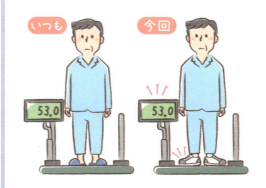

「遅れちゃってごめんねー」

今日、Aさんは仕事の都合で透析の時間に30分遅れて来院しました。「**体重測定はいつも同じ条件で**しなくちゃダメだよ」という先輩の教えを思い出したトウ子は、「**いつもの服に着替えてくださいね**」とAさんに声をかけました。

急いで着替えて更衣室から出てきたAさんを見て、トウ子は「うん、いつもと同じ」と確認してから体重測定をしました。ところがベッドに上がるときに、Aさんが「あっ、仕事の靴のままで入ってきちゃった！」と言いました。一見**スニーカーのように見えたその靴は、じつは安全靴**でした。測ってみると、いつものスリッパより1kgも重いです。トウ子はAさんにいつものスリッパに履き替えてもらい、体重測定をし直しました。「**1kgも違った**なんて、Aさんが気づかなかったらどうなっていたのだろう。服を着替えてもらうことに気をとられてしまって、靴にまで目がいかなかった……」と、トウ子はがっくり肩を落としました。

体重測定には細心の注意を

透析によって取り除く水分量（除水量）を知るため、そして予定どおりの除水ができたかどうかを確認するために、透析前後の正確な体重測定はたいへん重要です。しかし、トウ子は体重測定の際に風袋の確認ミスをしてしまったようです。

今回の失敗エピソードの場合、間違いに気づかずにそのまま透析を行っていたら、1Lの過除水をしてしまうところでした（図1）。このような間違いによる過除水を行った場合、透析中の血圧低下や意識障害、けいれんなど重篤な症状を招くおそれがあります。逆に間違いによって除水不足となった場合は、患者がいつも以上に食塩制限や飲水制限を行なわなければならなくなったり、溢水による心

●間違った計算

$$53.0kg - 0.1kg + 0.2L - 50.0kg = 3.1L$$

体重計の表示　除水補正PV　着衣込みDW

登録されている（通常の）風袋（スリッパ）の重量　間違った目標除水量

●正しい計算

$$53.0kg - 1.1kg + 0.2L - 50.0kg = 2.1L$$

体重計の表示　除水補正PV　着衣込みDW

今回の風袋（安全靴）の重量　正しい目標除水量

図1　今回のケースにおける目標除水量の計算

不全症状をひき起こして追加の治療が必要になったりするリスクがあります。

　患者に与える影響の大きさを考えると、体重測定の際には細心の注意を払う必要があることが容易に理解できるでしょう。本稿では、正確な体重測定を行い、除水量を計算してバイタルサインを確認し、治療を開始するまでの流れを見ていきましょう。

体重計チェック

　どこの施設でも、透析室の朝いちばんの業務の一つに、体重計の確認があると思います。当院では透析通信システムに連動している立位用の体重計、システムとは連動していない車いす用の体重計、3台のデジタルスケールベッドを使用しています。体重計は床面確認（体重計の下に何も挟まったりしていないか）と水平確認を行ったうえでゼロ設定を行い、重さが既知のものを測定します。つまり、5.0kgのものが5.0kgと測定できればその体重計は信頼できるということです。また、それぞれの測定結果の誤差が許容範囲内（当院では0.1kg以内）であることを確認します。その際、体重計チェックリストを用いて、チェック漏れがないようにしています。

体重測定・風袋確認

1）体重測定時の注意事項

　当院では透析通信システム『Future Net Web+®（FNW）』（日機装）を導入しており、体重計と連動させています。ドライウエイト（DW）は患者ごとの基準の着衣込みとしており、それ以外の靴や装具などは風袋としています。体重測定時は表のような注意事項に気をつける必要があります[1]。

2）スタッフの確認と患者指導

　患者にはいつも同じ靴、同じ重さの服で入室するように指導をする一方で、スタッフも体重測定の際には注意事項を確認し、いつもと着衣が異なる場合などは風袋の変更を入力

透析ケア 別冊　39

表 体重測定時の注意事項（文献1を参考に作成）

- 患者氏名が正しいか
- 体重計の表示が「0.0kg」になっているか
- 体重計が壁や車いすなどの障害物と接していないか
- いつもと同じ服・靴を着用しているか、重ね着をしていないか
- コルセットなどの装具がいつもどおり着用されているか
- ポケットに私物が入っていないか

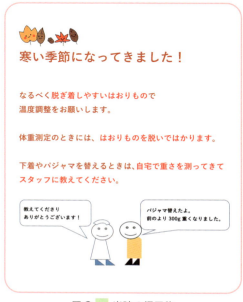

図2 当院の掲示物

します。また、ふだんから患者が靴や服を変えるときには、重さを量ってきてスタッフに教えてもらうように伝えています。季節の変わり目には厚手の下着上下を足したり、いつものパジャマの下にスウェットを着用したりする患者もいるので、図2のように掲示物をつくって注意喚起を行い、スタッフもいつも以上に注意をして体重測定にあたっています。

患者が正確な体重測定の重要性を理解し、体重測定はいつも一定の条件で行わなくてはならないことや、着る服や履く靴を変えたときに医療者に伝えないと、除水の計算に間違いが生じる可能性があると知ってもらうことは、患者が主体的に治療に参加するうえでも、災害時などに安全に治療を受けるためにも重要です。

3）ミスを防ぐために

風袋を反映させた除水量の計算は単純なようで間違いやすいものです。手計算は可能なかぎり避け、風袋は体重測定時に確認し、ルールにのっとって入力・透析通信システムに反映させることで、手計算によるミスを防ぐことができます。

入院患者など、デジタルスケールベッドで体重測定を行う場合は、複数の目で確認することが重要です。2名以上でゼロ設定時の条件が合っていることを確認したうえで体重測定を行い、1名は体重計の値を読み上げ、もう1名は値をシステムに入力しながら風袋設定を読み上げます（図3）。病棟からデジタルスケールベッドで入室する患者の場合は、ゼロ設定時の条件をベッドサイドに掲示することで、誰でもわかりやすく確認できます（図4）。

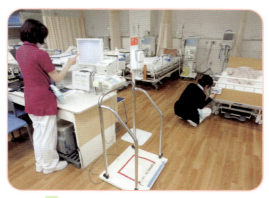

図3 当院における体重測定・風袋設定の様子
1名は体重計の値を読み上げ、もう1名は値をシステムに入力しながら風袋設定を読み上げる。

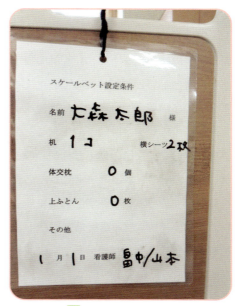

図4 ゼロ設定時の条件の掲示

除水量の設定

1）目標除水量の計算

　通常、透析の際の目標除水量は「透析前体重 − DW ＋ 除水補正量」で計算できます。日本透析医学会の『血液透析患者における心血管合併症の評価と治療に関するガイドライン』において、「DW とは『体液量が適正で、透析中に過度の血圧低下を生ずることなく、かつ長期的にも心血管系への負担が少ない体重』」[2]と定義されています。DW の条件と透析前後の条件をそろえて体重測定を行い、DW からの体重増加量を計算して、それにプライミングボリューム（PV）や補液量、透析中の食事などの除水補正量を加えることで、DW までの目標除水量が計算できます。FNW では除水補正も設定項目に入力することができるため、当院では PV をすべての患者に入力しています。

　透析中にかならず飲水をする、補液を行うといった場合にも設定に入れています。こうすることで、補正を反映した除水設定が自動的に行われます。入院患者は補液しながら入室することもあるため、その補液の透析性や目的などを考慮し、継続するかどうかを医師に確認したうえで、透析中に投与するものはその投与量で除水量を補正します。

2）適正な DW のために

　透析患者に対しては、つねに「現在の DW が適正かどうか」を考える必要があります。体重増加量や自宅血圧、透析中の血圧、患者の自覚症状、むくみなどの身体所見を総合し、アセスメントを行います。DW を維持するということは「さまざまな状況を考慮して、現在の DW が適正だと判断された」結果

でなくてはなりません。

実際にどのくらい除水を行うのかは、患者の年齢や既往などを考慮し、医師の指示のもとで患者と相談しながら決めていきます。体重増加が多い場合は食事内容や排便状況などを、逆に少ない場合は嘔吐や下痢などの体調不良がないか、食欲の低下がないかなどを確認し、その日の除水量の決定やDWの評価に役立てます。日本透析医学会の『維持血液透析ガイドライン：血液透析処方』では、「最大透析間隔日の体重増加を6％未満にすることが望ましく、平均除水速度は15mL/kg/時以下を目指す」[3]とされています。また、ガイドラインでは、「体重管理が行えない症例では、透析時間の延長を最優先に考慮すべきである」とされています[3]。FNWでは除水制限の設定も可能です。

バイタルサイン測定・心電図モニタリング

1）感染症予防対策

透析開始前のバイタルサイン測定は患者の状態を把握するうえで非常に重要です。当院では、新型コロナウイルス感染症（COVID-19）の流行を機に患者の体温測定や透析室入室の方法を以下のように見直しました。

①来院前に自宅で体温測定し、発熱があった場合には事前に透析室に連絡をする

②透析室入室前にも体温測定を行う

③患者を割り振り、10〜15分ごとの分散入室とする

COVID-19の流行はひと段落しましたが、患者間のさまざまな感染伝播の予防、発熱・有症状時のスムーズな検査や隔離対応に有効であるため、引き続きこの方法を基本的なルールとして採用しています。

2）血圧測定

患者が入室したら、血圧手帳で自宅血圧の推移を確認したうえで、治療前の血圧測定を行い、患者の状態をアセスメントします。たとえば、いつもより治療開始前の血圧が高い場合、体重増加量が多いならそれが原因かもしれませんし、降圧薬を飲み忘れている可能性も考えられます。問診を行って原因をアセスメントすると同時に、血圧が高い場合は坐位での治療を開始する、逆に低い場合は臥位で血流量を落として治療を開始するなど、血圧の変動を小さくする工夫を行います。

3）酸素飽和度・心電図モニタリング・12誘導心電図検査

酸素飽和度や心電図モニタリング、12誘導心電図検査は医師の指示に基づいて実施しますが、息苦しさや胸痛・胸部不快などの訴えがあったときには速やかに実施します。週はじめの透析では、体重増加による呼吸困難や高カリウム血症による不整脈のリスクが高まります。これらは透析療法を行うことで速やかな改善が見込まれるため、症状などからこれらが疑われる場合は、検査だけではなく治療をスムーズにはじめることも大切です。

引用・参考文献

1) 平原みどり．"透析操作手順の指導：透析中の観察とケア"．透析室の新人スタッフ指導術：理解度チェックシートつき：教え方のコツが身につく！ 岡山ミサ子ほか編．大阪，メディカ出版，2009，111-3．

2) 日本透析医学会. 血液透析患者における心血管合併症の評価と治療に関するガイドライン. 日本透析医学会雑誌. 44（5）, 2011, 337-425.
3) 日本透析医学会. 維持血液透析ガイドライン：血液透析処方. 日本透析医学会雑誌. 46（7）, 2013, 587-632.

日本赤十字社東京都支部大森赤十字病院
透析看護認定看護師

畠中禎子 はたなか・ていこ

第*3*章

透析開始まで

透析室初心者のみなさんへの **ワンポイントアドバイス**

ていねいな観察・ケアで信頼関係を築いて

　体重測定や体調のアセスメントにおいては、こまやかな観察とていねいな確認が大切です。多忙ななかではつい業務に追われてしまうことがあるかもしれませんが、そのようなときこそ意識的にていねいな観察・確認を行うことをおすすめします。多少時間がかかっても大切なポイントをきちんと押さえる姿勢は、かならず患者や周囲のスタッフに伝わりますし、信頼関係につながると私は思っています。基本を大切にして、スタッフ同士声をかけ合いながら、ていねいに観察や確認を行っていきましょう！

3 シャント観察

透析室初心者トウ子の失敗エピソード

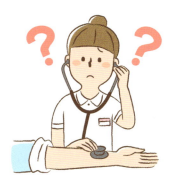

　Aさんは70歳の男性です。透析歴3年で、腎硬化症によって透析導入となりました。左前腕に自己血管内シャント（AVF）があり、前腕中程にA側穿刺、肘部付近にV側穿刺をしています。

　トウ子は穿刺前の観察として、シャント音を聴診器で聞きました。**いつもより音が小さい**と感じたので、そのことを先輩看護師に報告しました。すると先輩看護師から「**具体的にどんな音なのか**、説明してみて」と言われました。トウ子は吻合部から肘側に向かってシャント血管の上に聴診器をあて、音を聞きました。吻合部から5cmくらいのところまでは音がうまく聞こえませんでしたが、そこを過ぎるとザーザーという音が聞こえます。そのことを先輩看護師に報告したのですが、**うまく表現できません**でした。Aさんは経皮的バスキュラーアクセス拡張術（VAIVT）を3ヵ月前に施行し、最近は穿刺の失敗もありました。

バスキュラーアクセス

1）バスキュラーアクセスとは

　血液透析（HD）を行うためには、血液を体から取り出し（脱血：A）、返す（返血：V）ための場所が必要になります。そのための経路のことを「バスキュラーアクセス（VA）」といいます。シャントは「短絡」を意味し、動静脈短絡のAVFや人工血管内シャント（AVG）のことを指します。動脈を皮下に挙上し刺しやすくした動脈表在化や、長期に留置できるカフ型カテーテルなど短絡を伴わないアクセスなど、すべてを含めてVAといいます。わが国ではAVF、AVGがVA全体の約95％を占め[1]、その一方で長期透析による高齢化や高齢患者の透析導入によって、動脈表在化や長期カテーテルも増加傾向にあります。

2）観察すべき項目

トウ子は先輩に「シャント音が吻合部から5cmくらいまでやや非連続音で、そこを過ぎるとLowピッチ連続音で聴取できること」「スリルの触知も5cmを過ぎてから触知できたこと」を報告できたら合格でした。さらに5cmのところにくぼみがあることや、5cmより手前は血管に張りがあったことを観察できればよかったと思います。シャント音だけでは判断はむずかしく、触って、見て、観察していくことが大切です。

トウ子のような失敗をしないための基本知識を得られるよう、本稿ではいわゆるシャントの観察と管理について解説します。

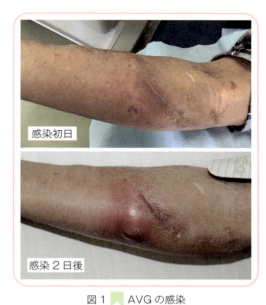

図1　AVGの感染
感染発覚後に抗菌薬が投与されたが、感染悪化し血流遮断とAVG抜去となった。

シャントの観察：見る

1）シャント肢全体の観察

●**静脈高血圧症**

腕全体が太くなり、むくんでいることがあります。シャント作製によって血流量が増加し、帰り道である静脈のどこかに狭い箇所があるとうっ血してむくみます。

●**スチール症候群**

末梢まで流れるはずの血流がシャントによって盗血（スチール）され、手先の血流が低下して冷感、痛みなどの症状が現れます。指先の色が紫色に変化していることがあります。

2）腫脹・発赤

感染兆候がないかを観察します。血管の走行に沿って腫脹・発赤がないか観察します。AVGの感染は早期対応が必要になるので、注意して観察します（図1）。シャント瘤が大きくなって破裂手前になると、皮膚がうすくなり光沢します。

3）皮下出血

穿刺の失敗や新規の場所への穿刺など前回の情報を確認し、血腫になっていないか観察します。また打撲などの要因がないか聞きとります。

4）掻破痕、かぶれ

消毒薬、固定用テープや貼付用局所麻酔剤によるかぶれがないか観察します。透析患者は皮膚のかゆみがあることや、皮膚が脆弱なことが多く、状態にあわせたケアが必要です。前回の保護パッドを貼ったままの状態であれば、翌日に剥がして止血を確認するように説明します。

シャントの観察：触る

1）スリル

内シャントの吻合部から血管の走行に沿って指３本分くらいをあてていくと、ザーザーという振動を感じます。これがスリルです。

2）怒張とくびれ

血流の行く先に狭窄があると拍動となり、血管の怒張や張りを感じます。狭窄部では血管のくびれやくぼみを触知し、狭窄部を過ぎると血管が軟らかくなります。

3）熱感

腫脹・発赤を伴う場所に熱感や痛みがあれば感染を疑います。シャント自体は動脈血を含む血流のため、ある程度の熱はあります。

シャントの観察：聴く

聴診器を吻合部から順に、血流が流れる先に向かってあてていきます。AVG では A 側吻合部から V 側へ向けてあてていきます。このときに、狭窄がないシャントではザーザーという連続した音が聴取できます。この音を「Low ピッチ連続音」と表現します。狭窄部ではヒューヒューと木枯らしのような音が聴取されます。これは風のある日に窓を閉めていくと、細く開いた状態で聞こえる音に似ています。つまり狭いところを通り抜ける音です。この音を「High ピッチ音」、または「高調音」と表現します。狭窄がある場合、狭窄部手前ではザッザッと途切れた音が聴取され

ます。この音を「非連続音」と表現します。拍動のみのこともあります。非連続音で小さな音や、拍動の場合は、閉塞する可能性があります（表、図２）。シャント狭窄があってもシャント音が聴取できるため、音だけでの判断はむずかしく、触ることを組みあわせて判断していきます。

シャントの管理

1）自己管理

●患者自身による観察

患者自身に、以下の点についてシャントの観察をしてもらいます。

・聴診器で音の聴取

・スリルの確認

・痛みや腫脹がないか観察

●注意点

吻合部を圧迫しないため、シャント肢側に時計をつけないようにします。また、血流を遮断するような行為（シャント肢で血圧を測る、重い荷物を肘にかける、腕枕をする、腕まくりやサポーターできつく締めつけるなど）もしないように心がけ、シャント肢をけがしないよう注意します。

さらに、透析当日は入浴しません。穿刺部の感染を防ぐため、防水できていれば可能ですが、入浴で保護パッドが濡れたら交換します。保護パッドは止血を確認して翌日には剝がし、手やシャント肢を洗い清潔にすることで感染を防ぎます。

表　音の種類①

音の高さ＼連続性	連続音	非連続音（ザッザッ）または拍動
Low ピッチ（ザーザー）	良好	狭窄がある
High ピッチ（高調音）（ヒューヒュー）	狭窄がある	狭窄がある 血流量が減っている 閉塞の可能性

※音が小さくなっている場合も狭窄や閉塞の可能性がある。

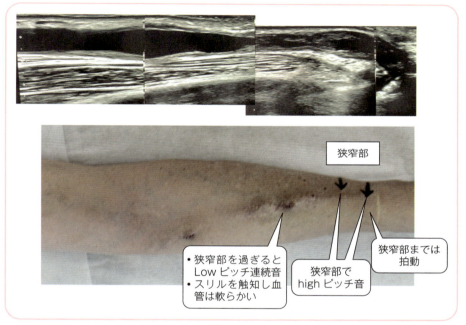

図2　音の種類②

2）医療スタッフの管理

毎回の透析時の観察事項のほかに、客観的に判断できるツールを使用し、シャントの状態を把握します。

●透析モニターHD02（ニプロ）

シャントのアクセス流量（シャントに流れている血流量）、実血流量（実際にとれている血流量）、再循環を知ることができます（図3）。

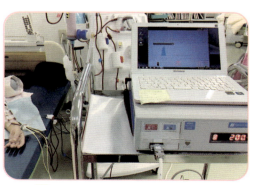

図3　透析モニター HD02（ニプロ）で測定中
透析前半で測定する。

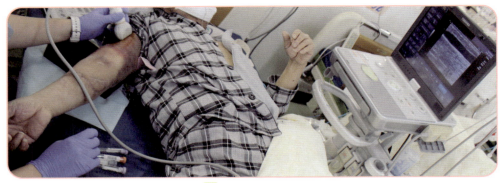

図4 ベッドサイドのエコー
抜針時に皮下血腫ができてしまったため、血管の確認をしている場面。

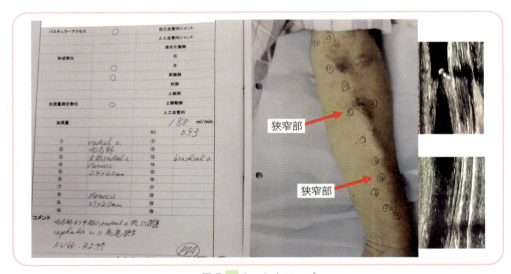

図5 シャントマップ
腕の写真とエコー写真に番号を記入して、部位と状態を確認する。

●**超音波画像診断装置（ポータブルエコー）**

　ベッドサイドで超音波画像診断装置を使用し、形態的評価ができます。シャント音の異常や脱血不良があるときに超音波画像診断装置を使用し、狭窄の進行や、針先の位置を確認することができます。穿刺の失敗時は、血管走行や血栓形成の有無を確認します。穿刺困難な血管に、エコー下穿刺で使用します（図4）。

●**シャントマッピング**

　超音波画像診断装置を使用し、シャント全体の機能的評価ができます。上腕動脈で血流量を測定し、血管抵抗指数（RI）を計測します。血管走行をマッピングし、狭窄部の位置を示すことができます。記録を可視化することで、スタッフの情報共有ができ、問題発生時にもマッピングを見れば確認することができます。シャント瘤や仮性瘤、過剰血流など

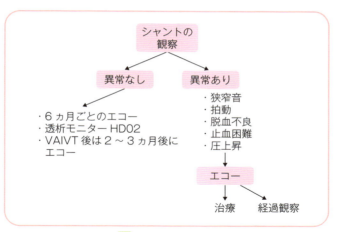

図6　シャント管理のフロー

も評価します（図5）。

当施設のシャント管理について図6に示します。

引用・参考文献

1) 日本透析医学会．わが国の慢性透析療法の現況（2017年12月31日現在）．日本透析医学会雑誌．51（12），2018，699-766.
2) 矢野晶子．透析開始前②：バイタルチェック／視診・触診・聴診／穿刺位置決定．透析ケア．28（3），2022，243-7.
3) 松岡哲平．患者教育・看護（1）患者教育：VAの発達，保護，日常管理について．臨牀透析．38（7），2022，873-82.

医療法人社団裕眞会あかまつ透析クリニック
看護課 看護師長／慢性腎臓病療養指導看護師／透析技術認定士

佐々木匡恵 ささき・まさえ

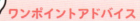

透析室初心者のみなさんへの　**ワンポイントアドバイス**

シャント音がしない患者に驚く初心者スタッフ

ある日、透析経験2〜3年目のナース2人が血相を変えてスタッフステーションへ駆け込んできました。「術後の患者のところへいったら、シャント音がしないのです！」と大慌てで報告してきます。思わずにやりとしてしまいました。じつはその患者が行ったのは動脈を表在化する手術だったので、音はしないのが正解です。患者に興味をもって一生懸命な姿に、「失敗しても成長できる」と感じた一場面です。

4 穿刺

透析室初心者トウ子の失敗エピソード

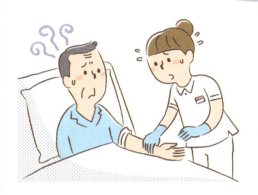

トウ子の本日の受けもちエリアには、穿刺のむずかしい患者がいます。**独り立ちしたばかりのトウ子は、その患者にまだ穿刺をしたことがありません**。また、これまでにも穿刺がスムーズにいかずに、再穿刺や静脈圧が高いまま透析を実施しているのを見ていました。

その日は**スタッフが少なく**、先輩看護師もほかのスタッフの指導や業務に追われており、**声をかけづらい雰囲気**でした。また、その患者は穿刺までの待ち時間が長くなると大きな声で怒るため、いよいよはじめてトウ子が**一人で穿刺を行わなければなりません**でした。患者のベッドサイドに行き、トウ子が本日の穿刺を担当することを告げると、「君は私の血管を刺せるのか？ ほかに誰かいないのか？」と言われました。もう一度周囲を見渡しても誰もおらず、「がんばります……」と返答し、**血管を念入りに観察しましたが、血管がどのようになっているのか明確なイメージができません**。次第に患者から不信感が募るのを感じたため、**よくわからないままこれまでの穿刺痕を参考に穿刺しました**。しかし、やはり失敗してしまい患者の信頼を失ってしまいました。

トウ子は、正直に自分の力量では血管のイメージができていないこと、このまま刺しても失敗するリスクが高いこと、先輩の手が空くまで待ってほしいことなどをきちんと説明すればよかったと反省しました。

穿刺は患者にとっても
ストレスがかかる行為

1日おきの穿刺は、患者にとっても透析室スタッフにとっても、非常にデリケートでストレスがかかる行為です。血液透析（HD）は、おもに「針を刺さなければはじまらない」治療です。そのなかで、どのスタッフが穿刺

をするのか、どのスタッフだと上手に痛みなく刺してもらえるのか、ということは患者にとってとても気になるところではないでしょうか。

透析患者にとって、「シャントは命綱」ともたとえられるように、私たち医療者はふだんからとても大切にシャントを管理するよう患者に指導しています。そのシャントが、穿刺に不慣れなスタッフによりダメになるのではないかという不安は、どの患者も抱えていることでしょう。さらに、自分の血管が穿刺者にとって難易度が高いということは、患者自身もよく理解しています。今回の失敗エピソードのように、穿刺をする血管の走行、深さ、硬さ、血管径、可動性などのイメージがつかない場合は、穿刺失敗のリスクが非常に高くなります。患者のためにも今後の信頼関係のためにも、いったん立ち止まり、患者に誠意ある対応をとることを心がけましょう。

安全で確実な穿刺をするには

それでは、どうすればより安全で確実な穿刺につながるのか、今回の失敗エピソードをふり返りながら考えてみましょう。

1) 穿刺成功のイメージが描けるか

はじめて患者を穿刺をする場合には、たとえベテラン看護師であっても緊張しますし、不安もあります。そのようなときは、いったん落ち着いて血管の観察、アセスメントに集中しましょう。それにより血管の走行や深さ、硬さ、血管径、可動性などのイメージが

つき、穿刺部位を選定することができると、より落ち着いて穿刺を行うことができます。

2) 患者・穿刺者の体位をととのえる

穿刺者はいすに座り、実際に穿刺する姿勢で血管の観察をはじめましょう。立位での穿刺より坐位のほうが、体を支える基底面が大きく体位が安定します。よって、透析針を操作する巧緻性が上がります。穿刺を待つ患者が多い場合、患者の視線が気になるところですが、安全・確実な穿刺だけではなく、穿刺者自身の腰痛予防などの効果もあります。ぜひ、坐位での穿刺に取り組んでみてください。

次に、血管のアセスメントです。シャント肢が回外しているのか、回内しているのか、その中間位かによって、穿刺する血管の位置が大きく変化します。穿刺しやすい位置に来るように、シャント肢の体位を調整しましょう（図1）[1]。

3) バスキュラーアクセスの長期開存を目標とした穿刺部位の選定

日本透析医学会の統計調査によると、透析患者が1年間に入院する理由でもっとも多いのが、バスキュラーアクセス（VA）関連に起因するものであることが報告されています[2]。また、透析看護認定看護師を対象とした調査では、穿刺部位の選定における重要度が高い項目として、「穿刺によるシャントトラブル（感染・腫脹・止血不良など）を起こしにくい部位」という回答が、もっとも多い結果となりました[3]。

VAトラブルは、入院による患者の生活の質（QOL）に大きな影響をおよぼすだけでは

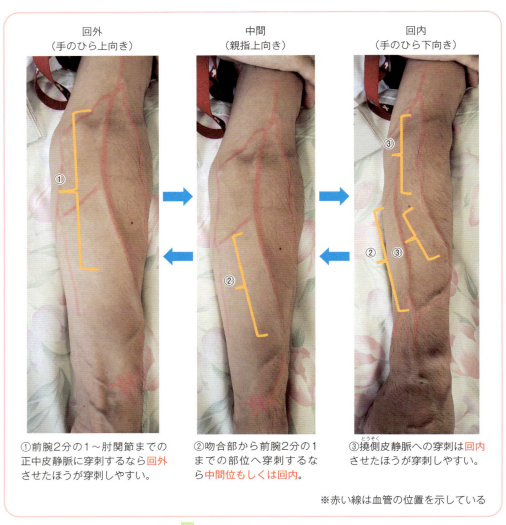

図1 体位の工夫（文献1より一部改変）

なく、感染や透析効率の低下に関連することで、患者の生命予後にも直接的に影響をおよぼします。これらのことからも、患者が希望しても発赤や滲出液のみられる部位や同一部位への穿刺は避け、瘤形成、および止血不良、血管狭窄の回避に努めることが、VAの長期開存につながります。

「なぜ、穿刺部位を変えなければいけないのか」を患者へていねいに説明し、納得してもらうことが重要です。腰を据えて患者と向き合っていきましょう。

4）視診・聴診・触診を駆使し、綿密なアセスメントを

穿刺前の血管アセスメントが、穿刺を成功させるための大部分を占めているといっても過言ではありません。視診・聴診・触診を駆使し、綿密なアセスメントができるよう研鑽を続けましょう。また、入室時の血圧が低す

ぎないか、シャント肢を挙上するとある部分から血管が凹んでいないか、などの理学所見も重要な情報です。通常と同じように駆血しても血管が怒張してこない、側副血行路が発達してきているなどは、何かが起こっているサインの場合があります。さまざまなサインを読み解きアセスメントし、異常の早期発見、早期対処へとつなげ、シャント不全を予防しましょう。

5） 血管アセスメントには 超音波検査を活用する

超音波（エコー）検査を用いることにより、より精度の高いアセスメントが可能となります。穿刺しようと選定した血管は皮下何 mm のところにあるのか、走行は真っすぐか、蛇行しているのか、左右の蛇行だけではなく進むにつれて深さが変化するのか、穿刺する部位の血管内腔とその先の針先を留置する部位の血管内腔も確保されているのか、静脈弁はないか、血栓や血管壁の石灰化、内膜肥厚はないかなど、多くの情報を可視化し共有できます。

6） イメージどおりに針を操作できる 技術を身につける

穿刺時は、血管の走行に沿って、血管の真上から穿刺します。これは、血管の最大径となる部位をめがけて穿刺することと、静脈に伴走している神経を回避するためです。16G の外筒針の太さは、メーカーによって多少異なりますが、約 1.6 ～ 1.7mm です。適度な強さ、部位で駆血し、血管を怒張させてから穿刺します。怒張させても 2mm 以下の血管は、難易度が高いため、ほかに穿刺可能な部位がないか探しましょう。

7） 透析用留置針を正しく持つ

穿刺針は、ハブ部を把持する、または固定するように把持します。筆者が行った過去 2 回の調査では、約半数以上の人が、推奨される部位を把持できていませんでした。

外筒針を把持しての穿刺は、金属内針が後退し穿刺できない場合や、金属内針により外筒針を傷つけ破断に至ることがあります[4]。予期せぬ事故を予防するためにも適正使用に努めましょう。

8） 穿刺角度を再度確認する

穿刺角度は約 30°で、ゆっくりスムーズに穿刺します。その後、針先が血管内に挿入されると逆血が確認できます。逆血が確認できたら、穿刺角度を 10 ～ 15°に寝かせ、さらに 2 ～ 5mm 程度進めます。その後、外筒を滑らせ押し込んでいきます。

表は、手の大きさをグローブのサイズにたとえ、穿刺角度を推計したものです。カテーテルサイズが 25mm の針（A）と 38mm の針（B）で比較しました。針を図2のように持った場合、通常 A では、SS 手袋をしている手の大きさのほうは 25.4°、L 手袋のほうは 34.8°となり、穿刺角度が大きく異なります。また B では、針先までの距離が長くなるので SS 手袋のほうでは 22.4°、L 手袋のほうでも 30.6°となります。よって、もっと角度をつけて穿刺したい場合には、穿刺針の持ち方を変更する必要があるかもしれません。浅い血管は得意だけれど、深い血管は角度がうまくつけられず不得意であるなど、自分の特徴をふり返り、穿刺針の持ち方から再検討してみ

表　穿刺角度の推計

	手袋SS		手袋S		手袋M		手袋L	
	25mm (A)	38mm (B)	25mm (A)	38mm (B)	25mm (A)	38mm (B)	25mm (A)	38mm (B)
高さ（mm）	45	45	50	50	55	55	60	60
斜辺（mm）	105	118	105	118	105	118	105	118
角度（°）	25.4	22.4	28.4	25.1	31.6	27.8	34.8	30.6

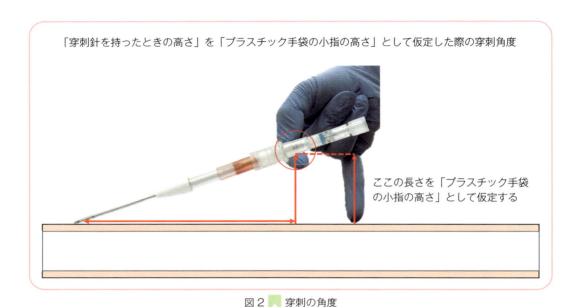

図2　穿刺の角度

てください。

このような穿刺フォームを見直すことで、自分の手の大きさ（体）に合った針（デバイス）の持ち方、操作方法の修正につながり、穿刺技術の向上につながると考えられます（図3）。

また、穿刺に自信がないのであれば、患者に穿刺する前に模擬血管などでしっかりと訓練してから穿刺に臨むようにしましょう。

9）血管後壁を貫く穿刺は避ける

血管後壁を貫く、後壁穿刺を予防しましょう。とくに、人工血管での後壁穿刺は止血が困難であるだけではなく、血腫形成、感染などにより重大な合併症へ発展することが少なくありません。透析看護経験年数が5年未満では、後壁穿刺の割合が高くなる[4]という報告もあるので、経験の浅いスタッフはとくに慎重に行いましょう。

VA看護とは

一般社団法人日本臨床腎臓病看護学会では、「VAをもつすべての個人および家族を対

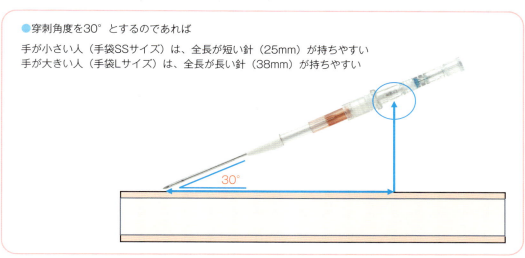

図3 自分の手の大きさに合った針の持ち方を見つける

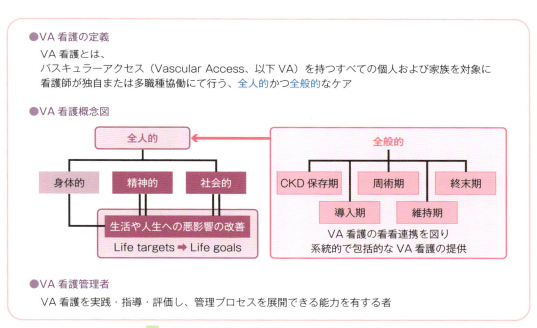

図4 VA看護の定義とVA看護概念図（文献5を参考に作成）

象に看護師が独自または多職種協働にて行う、全人的かつ全般的なケア」とVA看護を定義しています（図4）[5]。これは、慢性腎臓病（CKD）保存期で療法選択支援を行う時期からのかかわりも含め、よりシームレスな看看連携・多職種協働により、VAへの直接的なケアだけでなくVAをもつその人や、VAと共に生活する対象の精神・社会的側面にも視野を広げ、より積極的にかかわり支援していこう、ということです。

また、同学会では2024年度より、「VA看護を実践・指導・評価し、管理プロセスを展開できる能力を有する者」[5]として、VA看護管理者の養成を開始しました。このようなVA看護に特化した看護師の養成をとおして、"透析と共に今を生きる"患者が、日常の生活目標をクリアし、ひいては人生目標を達成することに貢献できることを期待しています。

まとめ

穿刺についてアセスメントから手技、技術、VA看護について解説しました。穿刺は、患者にとっても透析室スタッフにとっても強いストレスがかかる行為です。穿刺成功には、技術的なことだけではなく、日ごろからの患者との関係性も影響します。謙虚で真摯に誠意ある対応を心がけ、つねに技術者として研鑽する姿勢を忘れずに、患者とともに歩んでください。

引用・参考文献

1) 木村剛. "バスキュラーアクセスの基礎". これならわかる！ 透析看護：観察・ケア・トラブル対策・支援. 松岡由美子ほか監修. 東京, ナツメ社, 2022, 50-66, (ナースのための基礎BOOK).
2) 日本透析医学会. わが国の慢性透析療法の現況（2017年12月31日現在）. 日本透析医学会雑誌. 51 (12), 2018, 699-766.
3) 木村剛. 透析看護認定看護師が用いる内シャント穿刺部位の選定技術. 日本腎不全看護学会誌. 22 (2), 2020, 78-88.
4) Kimura, G. et al. Stop posterior wall puncture of the arteriovenous graft (AVG). New findings of cannulation techniques from a prospective observational study with an AVG model and plastic cannula for dialysis. J. Vasc. Access. 18, 2022, 11297298221081650.
5) 日本臨床腎臓病看護学会. VA看護管理者養成委員会. (https://jscnn.org/activity, 2024年12月閲覧).

透析看護認定看護師

木村 剛 きむら・ごう

透析室初心者のみなさんへの ワンポイントアドバイス

なにごとにも真摯に向き合う姿勢を大切に

穿刺が上達するコツは、よく発達していて誰もが失敗しないシャントを穿刺するときでも、全身全霊で集中して観察し、アセスメントし、穿刺をすることです。むずかしい血管のときにだけ集中してやってもダメです。毎回、同じように集中して行います。最初はとても疲れますが、触診感覚が研ぎ澄まされ、針先の微妙な感覚も伝わるようになります。

なにより、その真剣な眼差しと姿勢が患者から信頼されるようになります。これは、穿刺だけに限ったことではないですが、つねに本気で向き合う覚悟をもって、かかわっていきましょう！

5 透析の開始（機器操作）

透析室初心者トウ子の失敗エピソード

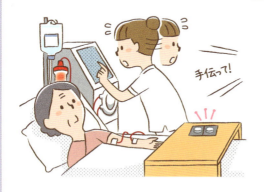

トウ子は患者のベッドサイドで透析開始の準備をしています。また、この患者は**医師からの指示で**、透析開始後2時間目に昇圧薬を服用することになったため、**薬をあらかじめ準備**していました。

先輩と2人で治療開始前の確認を行い、先輩が穿刺を担当、トウ子が機器操作を担当しました。トウ子がポンプを回した直後、患者が腕に痛みを訴え、**透析用監視装置のアラームが鳴りました**。痛みを訴える箇所を見ると、返血側穿刺部で皮膚が腫脹しています。トウ子はポンプを止め、急いで止血用の綿球を準備し、先輩が止血しました。その後、先輩は再穿刺をして、**体外循環に問題がないことを確認してから、患者に謝罪をし、次の患者の穿刺へ行きました**。

トウ子が患者に「大丈夫ですか？」と声をかけたところ、患者は「最近よく失敗されるのよ……」と最近の穿刺事情について話をしてくれました。患者の話を聞きながら、透析開始時の確認をしていると、「トウ子さん、そこが終わったらこちらを手伝ってもらえますか？」と**ほかの先輩によばれたため、トウ子は焦って次の仕事へ行きました**。

その後、ダブルチェックをしたほかのスタッフが、**昇圧薬の服用時間を知らせるためのタイマーのスイッチが入っていない**ことを発見し、トウ子は注意されてしまいました。

透析開始時の確認項目

透析開始時の確認項目は多く、トラブル対処のあとは、どこまで確認したのかがわからなくなってしまうことがあります。また、患者やほかのスタッフに声をかけられることで、次にやろうとしていた行動を忘れてしまうことがあります。途中中断が発生した際は、注意が必要です。

透析療法開始時
（機器操作）に必要なこと

本稿では透析療法の開始時に、穿刺者と機器操作者の2人で開始することを想定して解説します。

機器操作者は、患者の本人確認、除水量の確認と透析用監視装置の設定、体調や血圧の確認、医療材料の確認、患者個々への指示の確認・実行など、多くの項目を確認し、設定や実施をする必要があります。これらの行動のタイミングを、患者の入床時、開始前、開始後の段階に分け、それぞれの段階で必要となる確認事項を解説します。本稿では、穿刺が完了し、血液ポンプを回す瞬間を「開始」としています。

患者の入床

患者の入床時には、開始する対象が患者本人であること、当日の患者の状態、感染対策や禁忌薬などの確認が重要です。また開始時に必要な採血の有無、来室方法についても確認し、記録しておくことが望ましいです。

1）患者本人確認

透析療法では、患者の通院回数が多くなるため、スタッフとも顔見知りになることが多いのではないでしょうか。そこで発生しやすいのが患者の本人確認の省略です。しかし、これはとても危険で、どのスタッフでも患者の取り間違えを起こす可能性があります。とくにトウ子のように透析室に配属されたばか

りのスタッフや、各部署をローテーションしているスタッフなどは注意が必要です。業務に慣れたスタッフであっても、患者の本人確認はかならず行いましょう。透析室全体で本人確認をかならず行うように安全文化を醸成する必要があります。

また、本人確認には患者の協力が不可欠ですが、本人確認の省略が蔓延していると、新入職者などの慣れていない透析室スタッフに対して、患者が協力してくれない事態が発生しやすくなるため注意が必要です。

2）体調や感染兆候の有無の確認

患者の当日の体調について、患者を観察し、聞きとりを行います。体調によっては、透析の条件や感染対策を変更する必要があります。体調が悪ければ除水量を抑える必要があり、出血のリスクがある場合には抗凝固薬を変更する必要があります。来室方法を確認しておくことで日常生活動作（ADL）の一つの指標となります。

また、感染対策については、入床時だけではなく、来室前の対策を行わなければならない感染症もあり、感染症の流行にあわせた対策が必要です。透析療法は1フロアで長時間の治療を複数の患者が同時に実施するため、このような治療環境の特性に配慮した感染対策を考える必要があります。

3）そのほか

禁忌薬や患者にアレルギーがある場合は、入床時かそれ以前に確認します。穿刺時の消毒薬や抗凝固薬、医療材料に含まれている場合には準備をやり直す必要があるためです。

採血の有無は、スタッフが穿刺体勢に入る

表1 透析療法時の確認項目

	装置・医療材料確認項目	確認事項
開始前	個別の指示や特記事項	禁忌薬、アレルギーなどの確認、内服薬など患者個別の対応
	血圧・循環動態	治療前の血圧をはじめとする循環動態モニタリングの測定値
	治療法	血液透析（HD）、血液濾過（HF）、前希釈オンラインHDF、後希釈オンラインHDF、オフラインHDFなどの治療法
	ダイアライザ	ダイアライザの種類
	抗凝固薬の種類	抗凝固薬の種類と投与量
	透析液の種類	透析液の種類
	血液回路の接続と開閉	血液回路は治療実施可能な状態か
	VAと穿刺箇所の確認	VAの状態と穿刺部の確認（穿刺者、患者と情報共有）
開始後	VAの確認	穿刺が成功しているか
	血液回路の確認	回路の接続、開閉の誤りがないか、出血などがないか
	記録	必要な記録をしているか
	血流量の確認	血流量が設定値になっているか
	タイマーの確認	タイマーの設定を行ったか
	ベッドの状態の確認	ベッド柵、高さなどが適切か
	ナースコールの設置	ナースコールを患者が届く箇所へ設置したか、きちんと鳴るか

前に確認し準備をしておくことが望ましいため、入床時かその前に行っておくほうがよいでしょう。

そして、禁忌薬や採血情報などは穿刺時にも重要な情報となるため、穿刺者との情報共有をかならず行いましょう。

そのほかにも、入院患者の場合には病棟からの申し送り事項がないかなども確認しておきましょう。

透析療法時の確認項目と透析用監視装置の設定項目

透析療法時の確認項目を表1に、透析用監視装置の設定項目を表2にまとめました。

透析療法開始時の確認項目や透析用監視装置の設定項目は多数あり、治療開始時にすべてを確認する必要があります。治療がはじまったら変更しにくい項目、患者に不利益が生じる項目もあるため、漏れがないよう網羅的に行う必要があり、チェックリストなどを利用して運用することが重要です。一例として、当院の入床時および開始前のチェックリストを図1に示します。

開始前確認と設定（体外循環前）

1）患者個別の指示や特記事項

●禁忌薬、アレルギーなどの最終確認

透析療法時や穿刺時に、禁忌薬やアレルギーのある薬、医療材料を使用してしまうこと

表2 透析用監視装置の設定項目と確認事項

	装置設定項目	確認事項	参考情報
かならず設定する項目	除水量	体重測定値、近日の体重変化の確認	体重
		体重測定時に身に着けていたもの	風袋の重さ
		指示	治療中の点滴投与量
		患者	治療中の飲食量
		患者・指示	限界除水量
	除水速度・除水プログラム	患者・指示	患者の意向と過去実績
	血流量	指示	—
	抗凝固薬注入量	指示	患者状態
	血圧測定間隔	患者・指示	開始前血圧
	透析液温度	患者	—
必要に応じて設定する項目	タイマー	患者・指示	—
	濃度プログラム	指示	—
	抗凝固薬の停止	指示	—
	警報の調整	設定者判断	VA・血流量・針のゲージ

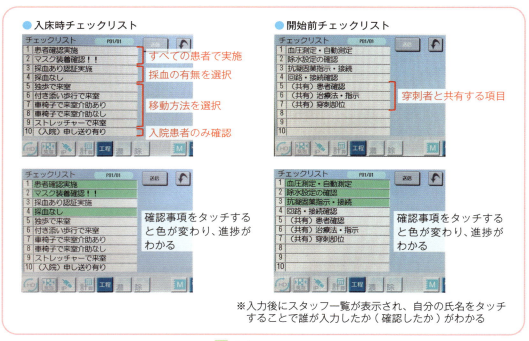

図1 当院のチェックリスト

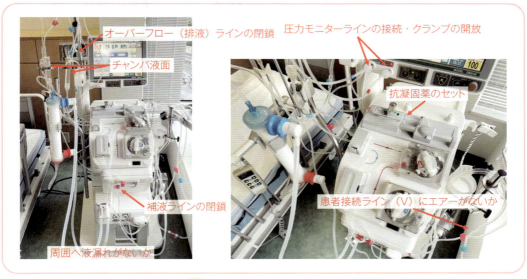

図2　開始前の血液回路観察のポイント

を防ぐため、治療開始前に確認しておくことが重要です。

とくに、禁忌薬にはヘパリンやナファモスタットメシル酸塩といった抗凝固薬、アレルギーにはポビドンヨード（イソジン®など）や消毒用アルコールなどの消毒薬、ラテックスなどの医療材料に注意します。

●開始時・治療中・終了時の指示

内服薬、点滴、採血、除水量制限、穿刺前の超音波（エコー）検査など、対象患者のみ、当日のみ実施する指示の確認をします。治療当日の血圧によって対応が変わる場合や、状況に応じた判断が必要な場合などは、あらかじめ明確な指示を医師から出してもらう必要があります。

2）医療材料や薬剤が指示のものと
　合っているか

ダイアライザ、抗凝固薬、透析液などが指示と合っているかを確認します。

3）血液回路が治療できる状態か

血液回路の開閉や接続が完了しているかを確認します。確認するポイントを図2に示します。

とくにオンラインHDFの場合の補液の接続、抗凝固薬の接続とシリンジポンプのセット、排液ラインの閉鎖、圧力モニターラインの装置の接続とラインの開放、補液ラインの閉塞などのポイントをかならず確認します。

4）バスキュラーアクセスの状態と
　穿刺箇所

バスキュラーアクセス（VA）が治療に使用できる状態か、異常はないかを確認します。

穿刺者、患者とあらかじめ穿刺部位の共有をしておくと、脱血側と返血側の接続間違い防止に有効です。

回路接続

1）患者接続ラインの渡しかた

穿刺が完了したら、機器操作者は血液回路の患者接続ラインを穿刺者に渡します。このとき、脱血側（Ａ：赤）と返血側（Ｖ：青）を間違えないように注意します。穿刺者と機器操作者の認識が異なったまま無言で流れ作業のように渡すと、ＡとＶを間違えて逆接続となり、脱血できない、再循環が発生する、など患者にとって不利益な状況になります。

これらを防ぐためには、事前の情報共有と、穿刺時の声かけがとても重要です。VAのどの部位（ＡとＶのどちら側か）を穿刺するのかを患者、穿刺者、機器操作者で共有しておくことが有用です。また、穿刺者は穿刺時に「脱血側（Ａ）を刺します」、機器操作者は渡す際に「脱血側（Ａ）回路です」などと声かけすることで間違い防止につながります。

2）トラブル対応

穿刺ミスは、一定の頻度でかならず起こります。このとき、穿刺者は抜針、止血、再穿刺などを行うため、機器操作者はこの手助け（止血に必要な物品を取りにいく、抜針した針の廃棄、再穿刺の準備など）をする必要があります。また、血液回路に血液が充填された場合、再穿刺中に回路内凝固を生じさせないようにする必要があります。

ほかにも血液回路が正しく接続や開閉されていないと、ポンプ開始とともに生理食塩液や血液の漏出、空気の混入などのトラブルが起こります。回路に異常を感じたら、慌てずにポンプを止めて対処しましょう。

開始後確認と設定
（体外循環直後）

1）VA の確認

体外循環を開始したら、脱血が良好か、返血部に異常はないか、回路内圧変化はどうかを確認します。これは穿刺時には気がつかなかった穿刺ミスの可能性があるからです。視線を、脱血部、返血部、静脈圧などの順に送り、脱血部では血液が回路内に充填されていく様子を確認し、返血部では皮膚の腫脹がないかを確認します。回路内圧の上昇具合にも注意します。

2）血液回路確認

あらためて血液回路の開閉と接続の確認をします。排液ラインの閉鎖、補液ラインの閉鎖、ダイアライザとの接続部、抗凝固薬のシリンジポンプへの設置が正しくないと、血液回路からの出血や、生理食塩液が患者へ注入されるなどのアクシデントとなります。また、圧力モニターラインと透析用監視装置の接続が不十分だと、トランスデューサ保護フィルタが血液で濡れてしまい回路交換が必要になる可能性があります。

3）装置確認

体外循環を開始してから装置を設定する必要があります。これは、「開始後〇分目」などタイミングを指示するためのタイマー設定や、開始時の回路内への投薬、点滴の開始などの指示です。開始時刻を確認して、設定や

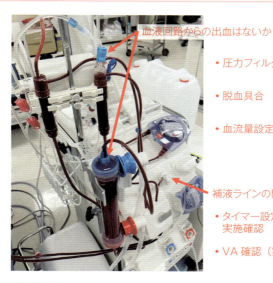

図3　開始後確認のポイント

実施を行います。

　血流量を調整するつまみなどは、スタッフの手や腕があたり、意図せず設定変更されてしまう可能性があります。そのため、装置を操作し終わるタイミングでの確認が望ましいと考えられます。開始後確認のポイントを図3に示します。

4）患者周辺確認

　患者が安全に透析療法を受けられるように、ベッドの高さを低くし、ベッド柵を立て、ナースコールの設置を行います。ナースコールは実際に音が鳴るかを確認し、患者の手が届く場所に設置します。

まとめ

　透析療法の開始時には、さまざまな確認項目があります。そして、その確認のタイミングも重要です。当院では実際に、透析療法開始時にもっとも多くのインシデント・アクシデントが発生しています[1]。

　本稿ではポンプを回す前後（開始前後）の確認項目について解説しました。機器操作者は、これらを整理して実施することが求められます。確実な実施には、チェックリストなどを用いて漏れがないよう確認を行うことが重要です。組織内で共通のチェックリストを作成して運用することで、穿刺者と機器操作者の確認の項目や手順、タイミングなどの行動がそろい、安全確認や情報共有も行いやすくなります。

　また、機器操作者は、穿刺者が穿刺に集中できるように患者とコミュニケーションをとることができると、単なる操作者ではなく、穿刺介助者としても重要な透析室スタッフと

なるでしょう。

日本血液浄化技術学会雑誌. 25（2）, 2017, 173-5.

🌿 引用・参考文献 🌿

1) 安部貴之ほか. 透析室で事故を起こさないために：臨床現場のどこに人間工学を応用すべきか.

東京女子医科大学 臨床工学部／腎臓内科 研究生
安部貴之 あべ・たかゆき

透析室初心者のみなさんへの ワンポイントアドバイス

チェックリストを用いるなど、確実に実施できる体制づくりを

　治療開始時には、多くの確認項目を漏らさないように、適切なタイミングで実施することが重要です。チェックリストを使用したり、効率のよい手順を各施設で検討しておき運用することや、忘れやすい項目を自身で整理しておくことが大切です。

　また、穿刺者と2人で確認を行う場合の情報共有にも注意が必要です。穿刺者は穿刺に集中するあまり、ほかのことには注意散漫になる場合があります。機器操作者が穿刺者に伝えたほうがよいこと、患者に確認したほうがよいことを判断して、情報共有できるようにしておきましょう。

第 4 章

透析中

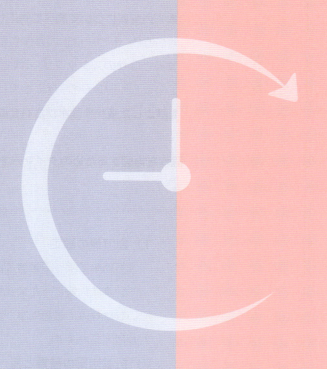

1 透析中の観察・看護

透析室初心者トウ子の失敗エピソード

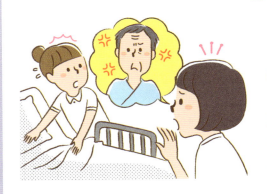

トウ子が担当しているAさんは体重増加が多く、**透析後半は血圧が下がり、除水スピードの調整**をすることが多々あります。

その日もいつものように血圧が下がり、**除水をいったん停止したところで**、トウ子はほかの患者から呼ばれ、内服薬についての質問を受けました。最近は新しい薬がどんどん処方されることや、ジェネリック薬品が増えていることもあり、**トウ子は薬の本で内服薬について調べて対応しました。**

その後、次々と患者たちの透析終了の時間が迫り、トウ子は返血操作や止血、ベッドメイキングなどの業務に追われていました。するとほかのスタッフが、「Aさんが『**なぜ体重が予定より多く残っているのか**』と怒っている」とトウ子を呼びにきました。透析用監視装置の記録を確認すると、トウ子が**除水を停止した後から除水がされずに、そのまま透析が終了**していました。

トウ子は、ほかの患者の対応に追われ、**除水を再開するためのタイマーを入れ忘れていた**ことに気がつき、Aさんに謝罪しました。

透析用監視装置のモニタリング（図1）

透析用監視装置は、昔に比べかなり性能がよくなり、全自動化が進んでいますが、透析療法が正常に行われているかどうかをきちんと確認する必要があります。

1）血流量の設定

透析効率によって患者ごとの血流量が決まっています。決まった血流量で透析が行われていなければ、透析効率が低下してしまうことが考えられます。

2）抗凝固薬の種類と量

透析中の血液回路内凝固を防ぐために、抗凝固薬が投与されます。患者の状態にあわせ

Medica FAN

2025 02 Feb.

今月の新刊・好評書籍のご案内

ICU・CCU

病状経過と早期対応は病態生理が9割
ICUナースのための病態生理

新刊

病態生理がわかれば悪化を見逃さない!

目の前の患者さんの病状経過を理解して、「次になにに気をつければいいのか」を把握してケアにあたることはICUナースにとって必要なスキルである。病状経過をしっかり理解するためには病態生理が欠かせない。本書では、ICUナースがかならず理解しておくべき病態に絞って、どういった病態なのか、どういうところに影響するのか、いつ・なにに気をつければいいのか、を解説する。

詳細はこちら

横山 俊樹 監修
定価 3,300円（本体+税10%）
●B5判／216頁　●ISBN978-4-8404-8521-0

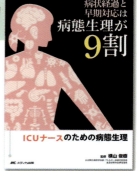

ICU・CCU

観察とアセスメントは解剖生理が9割
ICUナースのための解剖生理

解剖生理から理解すれば難しくない!

ICUナースにとって「あれ?おかしいな」とちょっとした変化に気づけることは患者さんを守るうえでとても大切なこと。この気づきに必要な知識の背景として、解剖生理の理解がある。第一線のエキスパートが観察・アセスメントのポイントを含めて解説!

横山 俊樹 監修
定価 2,860円（本体+税10%）　●B5判／152頁　●ISBN978-4-8404-7874-8

老年看護

高齢者のアセスメントは解剖生理が9割
病棟から介護施設、在宅まであらゆるナースに向けた解剖生理

高齢者を知りケアに生かすための解剖生理

高齢者が自身の障害や加齢性変化とうまく付き合いながら生活できるために看護師として必要なケアの視点を解剖生理から取り上げる。高齢者看護に必要な各分野のエキスパートが解剖生理の基礎からケアのヒントまでを解説する。

横山 俊樹／白籏 久美子 監修
定価 2,970円（本体+税10%）　●B5判／168頁　●ISBN978-4-8404-8462-6

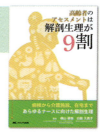

すべての医療従事者を応援します
MC メディカ出版

気になる疑問をサクッと確認！好評書

注射・くすり

薬の使い分けがわかる！ナースのメモ帳
こんなときはどれを選ぶ？ 薬剤師さんと一緒に作った薬のハンドブック

累計発行部数35,000部突破！

総フォロワー数20万人の「ナースのメモ帳」が1冊に！ 見開き展開で延べ128薬剤を比較し、場面や患者さんの状態に応じた使い分けがひと目で分かる。ナースがまず知っておきたい情報を、ナース＆薬剤師のペアでわかりやすく解説。「なぜ？」が知りたいときにパッと開けるお守りに！ 後輩指導にも使える。

はっしー／木元 貴祥 著
定価 1,980円（本体+税10%）　●A5判／224頁　●ISBN978-4-8404-8205-9

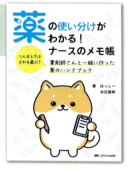

一般内科

ズルカンカードブック

大人気のズルカンがポケットに！

大人気の『ズルカン』シリーズがポケットカードになって帰ってきた！ シリーズ3冊のなかから厳選した内容をポケットサイズに再編集した特別版。いざというときのお守りとしても重宝すること間違いなし！

中山 有香里 著
定価 1,980円（本体+税10%）　●A6変型／32枚　●ISBN978-4-8404-8515-9

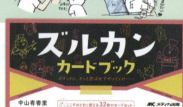

消化器

[消化器ナーシング2024年秋季増刊]
急性期から終末期まで がん看護の最新知識
消化器がんコンプリートBOOK

この1冊で「消化器がん」をまるっと理解！

消化器がんの病態・検査・治療・ケアを網羅的にとりあげる。外科・内科、化学療法…など幅広い治療から、急性期〜緩和、看取りに至るケアまで詳細に解説。新人ナースには"学び始めのきっかけ"に、ベテランナースには"復習のきっかけ"になる一冊。

志田 大 監修
定価 4,400円（本体+税10%）　●B5判／272頁　●ISBN978-4-8404-8333-9

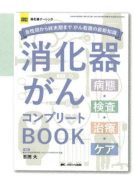

ダウンロードシートやフローチャートで理解をサポート！

透析

[透析ケア2024年冬季増刊]
指導が楽になる！ 患者の納得感が高まる！
透析ナースのための患者説明シート98

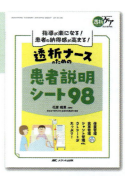

透析室の自己学習＆患者指導ツールが1冊に

穿刺やシャントトラブル、透析の薬など、透析室スタッフがかならず知っておくべき知識をわかりやすく解説。さらに、重要なポイントを患者向けにまとめた98種の「患者説明シート」を用意！ 説明シートはダウンロードできるので、そのまま渡したり、院内に掲示したりと多彩に活用できる。

花房 規男 編集
定価 4,400円（本体＋税10％）　●B5判／280頁　●ISBN978-4-8404-8319-3

糖尿病

[糖尿病ケア＋（プラス）2024年秋季増刊]
病気のしくみから合併症、三大療法まで 支援に活かせる知識が身につく
糖尿病患者のからだ イラスト大事典

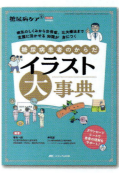

目で見てわかるから療養支援に役立つ！

糖尿病の病態と合併症、三大療法、療養支援について、基本からしっかり学べる1冊。豊富なイラスト図解を用いた解説で、患者に自信をもって説明できる知識が身につく！ そのまま患者に見せて説明に使うことができるダウンロードシートもついている。

岸本 一郎／井垣 誠 編著
定価 3,520円（本体＋税10％）　●B5判／176頁　●ISBN978-4-8404-8377-3

助産

[ペリネイタルケア2025年新春増刊]
鑑別フローチャートで症候ごとに考える
妊娠期別 産科救急ナビゲーション

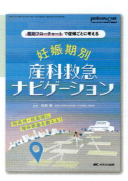

主訴から鑑別、検査・診断へ至る道筋を学ぶ

「鑑別編」では、臨床推論として、妊娠初期、中期、後期、分娩期、産褥期ごとの鑑別フローチャートを示し、「疾患編」では、妊娠期別の観点で発生時期、典型的症状を解説。この一冊で産科救急を網羅する。

松岡 隆 編著
定価 4,400円（本体＋税10％）　●B5判／240頁　●ISBN978-4-8404-8547-0

新刊 指導・ケアに役立つ実践書！

看護管理

人と組織が伸びるカギは正しい評価にあり！
看護管理者のための人事考課・評価基準と手順がわかる実践ガイド

人事考課に必要な評価の知識とスキルを解説

スタッフを正しく評価するためには、客観的で公平・公正な視点を評価者全員が持つことが求められる。看護管理者が陥りやすい評価エラーの傾向を知り、納得性のある考課を行うためのポイントが学べる実践ガイド。

河野 秀一 著
定価 3,300円（本体+税10%）　●B5判／152頁　●ISBN978-4-8404-8761-0

詳細はこちら

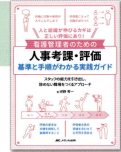

老年看護

改訂2版 高齢者看護 すぐに実践トータルナビ
成人期と老年期の違いがわかる！ 加齢による症状と慢性疾患に対応できる！

高齢患者へのケア・対応のコツが身につく！

高齢者看護において重要な加齢変化と合併頻度の高い慢性疾患について、現場で必要とされるケアの基本知識と技術のコツをまとめ、ケース紹介とともに詳説。病棟、在宅、外来など、どこに勤務していても高齢患者に適切なケアができるようになる良書。

岡本 充子／西山 みどり 編著
定価 4,400円（本体+税10%）　●B5判／288頁　●ISBN978-4-8404-8765-8

詳細はこちら

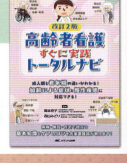

感染症・感染管理

［ インフェクションコントロール2025年春季増刊 ］
ダウンロードして使える指導セットつき 最新版 感染対策のQ&A厳選集56

質問に対する最適解を導き出す力が身に付く

実際にICTが出会ったことのあるQ&Aや、さまざまな施設の取り組みが満載だからこそ、実践で生きる対応力が身に付く！マニュアル通りの指導を卒業し、臨機応変にスタッフの疑問を解決できるICTを目指そう！

深尾 亜由美 編集
定価 4,400円（本体+税10%）　●B5判／260頁　●ISBN978-4-8404-8618-7

詳細はこちら

すべての医療従事者を応援します

株式会社 メディカ出版 お客様センター
0120-276-115
https://store.medica.co.jp/ ← メディカID登録

書店で購入した書籍を登録するとポイントプレゼント！

オンラインストア

（2025年2月 メディカファン）
MF250201

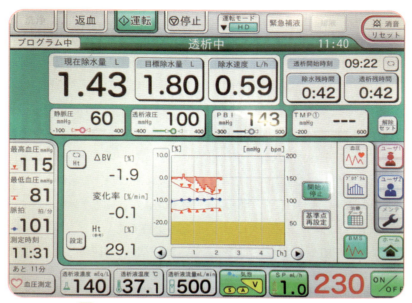

図1 透析用監視装置のモニター画面（NCV-3AQ［ニプロ］）

て、抗凝固薬の種類や量を変更します。種類や量を間違うと血液回路内凝固の原因となったり、出血傾向が助長されたりすることがあります。また、まれに抗凝固薬に対してアレルギー反応を起こす患者がいるため注意が必要です。透析中は注入ポンプの電源が入っているかどうかの確認も必要になります。

3）圧力監視

血液回路内の動脈圧や静脈圧、血液回路内圧の監視を行っています。静脈圧下限警報が鳴った場合は、血液回路の折れ曲がり、バスキュラーアクセス（VA）の異常、循環動態の変動、針の位置異常、抜針などの可能性があります。静脈圧上限警報は血液回路の折れ曲がり、VAの異常、針の位置異常、静脈側エアートラップチャンバの凝固などが考えられます。膜間圧力差（TMP）の上限警報はダイアライザの凝固、オンライン血液透析濾過（HDF）の補液回路の接続忘れ、シャントの再循環の可能性があります。原因によって警報の種類が変わるので、どのような理由でその警報が鳴っているのかを考えなければなりません。

4）気泡検知器

体内への空気の混入を防ぐための大事な装置です。大量の空気混入は死亡事故にもつながるので、気泡検知器の電源が入っているかどうかの確認が必要です。気泡検知器の警報が鳴った場合には、マイクロバブルの可能性もありますが、血液回路の接続のゆるみや外れ、抜針していないかどうかの確認が必要になります。

5）除水設定

患者の状態にあわせて除水量の設定を行います。均等除水や計画除水で、透析中の循環動態の変動が少なくなるように調整します。

透析中は、透析前に測定した体重からドライウエイト（DW）までの除水量が合っているか、時間除水量がその患者の許容範囲を超えていないかなどの確認が必要です。除水量の設定が間違っていた場合には、引き残しや過除水となることがあります。また、血圧低下による症状出現があった場合、除水停止や除水量の調整を行うことがあります。

透析用監視装置の進歩により、除水のかけ忘れを知らせる機能や、除水が終わっていなくても透析の終了時間を知らせる機能が備わるようになりましたが、除水再開を忘れると引き残しの原因となるため、透析用監視装置の除水量の設定と終了時間の確認が必要です。また、ほかのスタッフがかかわる場合もあるので、情報共有を行うことが重要です。

6）運転動作確認

透析用監視装置は、どのメーカーの製品でも運転中は画面が緑色になり、装置に付属しているランプが点灯します。患者のベッドサイドを離れるときは透析用監視装置の画面が緑色になっていることを確認しましょう。また、フロアを見渡してほかの患者のランプも点灯していることを確認しましょう。

透析中の血圧低下

安全な透析を行うためには、バイタルサインの変動や、患者の自覚症状の出現などの観察が重要です。血圧低下の原因として、DWが合っていない、除水量が多い、心機能の低下、自律神経障害異常や低栄養、貧血などが

あげられます。そのため、血圧低下となる原因によって、対処方法が変わってきます。心胸比（CTR）の推移や透析中の血圧だけではなく、自宅での血圧の推移などの確認を行います。また、下肢のこむら返りや、浮腫の有無などの確認も、DWが合っているかどうかの指標になります。心機能の低下による血圧低下の場合には、透析時間の延長や、最大除水量および時間除水量の制限を行うなどの対応が必要です。

最近では、糖尿病の患者や高齢患者が増加しており、動脈硬化によって血管の収縮がうまくできなかったり、糖尿病による自律神経障害によって、血管の拡張・収縮がうまくできないことがあります。透析中に、あくびや目のぼやけ、気分不快、嘔吐、胸部不快、腹痛、耳鳴り、体が熱くなるなどの症状が現れた場合には、血圧が下がっている可能性があります。症状がひどくなると冷汗や顔面蒼白、意識消失することがあります。この場合、補液や透析を終了するなどの対応が必要です。症状を訴えずに意識消失してしまうこともあるので、頻回にラウンドを行い、表情や顔色の変化がないかどうかを注意深く観察したり、ナースコールを持ってもらうなどの対応を行う必要があります。

平均除水速度については、日本透析医学会の『維持血液透析ガイドライン：血液透析処方』[1] に記載されている平均除水速度（15mL/kg/時以下）を参考にしたり、患者個々の最大除水量や除水速度の上限を透析室スタッフで評価することも重要です。また、ふだんから降圧薬を服用している患者もいる

ため、降圧薬を服用しているかどうか、服用している場合には、どのタイミングで服用しているのかを確認しましょう。必要があれば降圧薬の中止や減量などを検討します。まずは低血圧になっている原因を探しましょう。

不均衡症候群の確認

血液透析（HD）を行うと体内の老廃物が除去されるスピードに比べ、脳では老廃物が除去されるスピードが遅くなり、脳の浸透圧が高くなります。浸透圧が高くなることで細胞外から細胞内へ水分が移動し、脳浮腫が起こります。症状としては、頭痛、悪心、嘔吐などが現れることがあります。

これらは不均衡症候群といい、透析に慣れていない透析導入期に起こりやすい症状であり、透析後半から透析終了後に出現します。体が慣れるまで、あえて透析効率の悪い条件で透析を行ったり、頭蓋内浮腫治療薬を投与しながら透析を行うことがあります。

穿刺部の状態確認

透析中は定期的に穿刺針の抜けがないか、接続部のゆるみがないか、テープ固定が剥がれていないかなどの確認を行います（図2）。血液が漏れて、シャント肢が腫れているなどの異常があれば再穿刺が必要になります。とくに、静脈側の穿刺針が抜けた場合、重大な失血事故につながります。定期的な観察に加

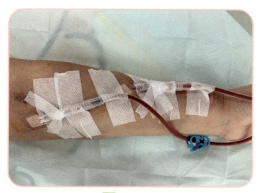

図2　穿刺部の確認

え、布団からシャント肢を出しておく、透析出血感知センサーを使用するなどの対策が有効です。また、穿刺針が抜けないように、アルファ固定やオーム固定などのテープ固定を行いましょう。

最近では、認知症の透析患者も増えてきているので、シャント肢を触っていないか、穿刺針を固定するテープを剥がしていないか、血液回路を握っていないかなど注意深く観察することが重要です。穿刺部位に手が届かないような対策を考えなければなりません。

また、透析用監視装置によってはピローが取りつけられているものがあり、ピローの膨らみによって、脱血状況を確認することができます（図3）。ピローの膨らみが悪い場合には、循環動態の変動や穿刺針の位置異常、血液回路の折れ曲がりなどの確認が必要です。

トイレ離脱

透析中のトイレ離脱は、できる限り行わないことが理想です。血液を体外循環した状態

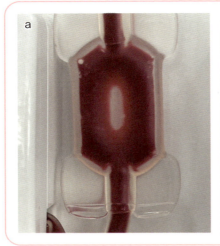
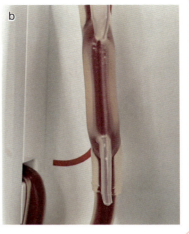

図3 ピロー
脱血不良でピローの膨らみが悪い状態（a：正面、b：側面）。

になることや、トイレまで歩行することで血圧が下がる可能性があるためです。しかし、透析療法という集団治療のなかで、ベッド上排泄は患者個人も苦痛ですし、ベッド上排泄が可能であったとしても、周りの患者の目も気になります。

また、便意を訴えている場合には、血圧低下を疑います。血圧低下により、腸への血流が低下し、腹痛の症状を訴えている可能性が
あるからです。血圧が低い場合のトイレへの誘導は禁忌です。まずは、透析中にトイレに行かなくてよいように、排便コントロールを行います。患者に下剤をどのタイミングで服用しているかを確認し、透析の前日には下剤を服用しないように指導します。どうしてもトイレに行きたいようであれば、離脱する前に補液を行い、血圧が安定した状態で誘導することも検討します。

透析室初心者のみなさんへの ワンポイントアドバイス
「いつもと違う」を見落とさないことが大切

　透析中は患者の状態がもっとも変化しやすい時間帯です。変化があったときに「何かおかしい」「いつもと何か違う」と気づけるように、ふだんから患者を観察し、積極的にかかわりましょう。患者対応や機械操作が不安なときには、一人で判断するのは危険です。先輩に相談して安全、安楽な透析療法を提供できるように心がけましょう。

透析中の食事摂取

　施設によっては、透析中に食事を行うことがあります。食事をすると、消化を促すために副交感神経のはたらきが活発になります。すると、血管が拡張されて血圧が低下します。また、食事量を除水量に加算することがあります。そうすると除水量が増え、さらに血圧が低下しやすい状況になります。血圧が低下しやすい患者の透析中の食事摂取は極力控えましょう。

引用・参考文献

1) 日本透析医学会. 維持血液透析ガイドライン：血液透析処方. 日本透析医学会雑誌. 46 (7), 2013, 587-632.

医療法人徳洲会東京西徳洲会病院 透析室
腎不全看護特定認定看護師
矢野晶子 やの・しょうこ

2 透析前後や透析中に投与される薬剤

透析室初心者トウ子の失敗エピソード

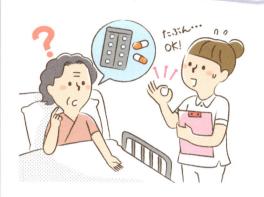

　トウ子は、透析患者のAさんから「この薬、私も飲んで大丈夫ですか？」と聞かれました。透析患者以外でも飲みそうな一般的な薬だと思ったトウ子は、**服薬する量もくわしく確認しないまま**、とっさに「大丈夫だと思います」と言ってしまいました。

　しかし、トウ子は自分なら毎日飲めないだろうと思うくらい、Aさんがふだんから**いろいろな薬をたくさん飲んでいる**ことを思い出しました。**飲みあわせ**も気にしないといけないけれど、トウ子はすべてを把握できているわけではありません。

　ほかにも、「そもそもAさんは、**透析の日に使う薬だけでも、透析がはじまる前に飲んだり、透析中に飲んだり、点滴したり、透析中に注射したり**……それって意味があるの？」など、薬に関してわからないことが多いことに気づきました。自分では患者に答えられないと思ったトウ子は、薬剤師に確認してみることにしました。

透析患者が飲んでいる薬

　透析患者に使用される薬剤は、大きくは**表1**のように分けられます。下剤や鎮痛薬のように症状を改善するために使用する薬剤だけでなく、合併症の発生や悪化を予防するために使用する薬剤もあります。本稿では、透析患者だからこそ注意してほしい薬剤の特徴について説明します。

1）腎排泄型薬剤の減量

　一般的に、薬剤が体内からなくなる（消失する）過程を大きく分けると、肝臓で代謝を受けるか、未変化体のまま腎臓から排泄されるかの2つです。透析患者は、腎臓から薬剤を排泄する能力がほとんどないため、腎臓から排泄されやすい薬剤は減量する必要があります。薬剤によっては、過量投与により重篤な中毒性副作用が起こることがあります。代表的な腎排泄型薬剤と中毒性副作用の例を

表 1　透析患者が服用するおもな薬剤の使用目的と薬剤の例

使用目的	薬剤の例
透析で代替しきれない腎臓の機能を補助するため	赤血球造血刺激因子製剤（ESA）、リン吸着薬、活性型ビタミンD₃製剤、カルシウム受容体作動薬、カリウム吸着薬 など
透析に伴う症状に対応するため	昇圧薬、芍薬甘草湯、カルニチン製剤
心血管イベント予防策	降圧薬、抗血小板薬、脂質異常症治療薬、糖尿病治療薬
そのほか、個別の併発症への対応	下剤、下痢止め、鎮痛薬、不眠症治療薬

表 2　中毒性副作用のリスクが高い腎排泄型薬剤の例

成分名	商品名	中毒性副作用	透析患者用量※
アシクロビル	ゾビラックス	中枢毒性	大幅に減量
シベンゾリンコハク酸塩	シベノール®	低血糖	禁忌
ピルシカイニド塩酸塩水和物	サンリズム®	心停止	大幅に減量
ジスチグミン臭化物	ウブレチド®	コリン作動性クリーゼ	大幅に減量
アマンタジン塩酸塩	シンメトレル®	中枢毒性	禁忌
ジゴキシン	ジゴシン®	不整脈、消化器症状	大幅に減量
ベザフィブラート	ベザトール®	横紋筋融解症	禁忌
ナテグリニド	スターシス®	低血糖	禁忌

※各薬剤の添付文書を参照

表 2 に示します。血液透析（HD）での効果的な治療がむずかしい中毒性副作用もあるため、あきらかに過量投与が疑われる処方内容や中毒性副作用の可能性に気づいたら、早めに医師や薬剤師に相談して、対策を考えるのが望ましいです。

2）他科処方、市販薬に注意

透析患者が服用している薬が、すべて透析施設からの処方薬とは限りません。たとえば整形外科や皮膚科、精神科など、ほかの診療科から処方されていることもあります。お薬手帳を確認して、他科処方の内容が把握できるとよいと思います。加えて、ドラッグストアなどで手に入れられる市販薬のなかにも、透析患者に使用しないほうが望ましいものが

あります。

透析施設の処方薬以外を服用していることに気づいたら、その透析患者にとって適正な薬剤、適正な使用方法かどうか、医師や薬剤師に確認するのがよいでしょう。「一度透析室の先生に相談してみよう」と患者に思ってもらえるような教育も大切です。

3）ポリファーマシーの問題と
　服薬アドヒアランスの確認

透析患者の処方薬は非常に多いです。それを長期間、透析療法を続けながら飲み続けなければなりません。ポリファーマシーという言葉を聞いたことがありますか？ これは、「ポリ≒多い」と「ファーマシー≒薬剤」の2つの言葉があわさった造語です。透析患者が

表3 　ポリファーマシーの問題点（文献1を参考に作成）

1. 薬物に特異的な有害反応	9. 機能障害、不動
2. 薬物間相互作用	10. 入院
3. 薬物と疾患の相互作用	11. 療養施設入所や長期介護の必要性
4. 認知障害／せん妄	12. QOL低下
5. 体重減少、栄養失調	13. 死亡
6. 転倒	14. 治療アドヒアランス低下
7. 大腿骨頸部骨折	15. 医療コスト増加
8. 失禁	

ポリファーマシー状態にあることは想像に容易いですが、ポリファーマシーは表3に示すような悪影響をおよぼす可能性があります[1]。また最近では、ただ薬剤が多いことだけが問題ではなく、その薬剤が必要か・不必要かの判断が大切であることも生命予後の観点から示されています[2]。患者の状態に悪影響をおよぼしている薬剤が長期間継続されていないか、定期的に確認することも有効かもしれません。

長い服薬期間のなかで、正しく処方どおりに服薬することがむずかしい患者もいます。あるいは、患者自身の判断で、処方内容とは異なる方法で服用しているケースも少なくありません。服薬に関する情報を引き出す手段に一律の正解はないと思われますが、透析患者が服薬に関する本音を漏らしてくれるように、ふだんからのコミュニケーションも大切にしましょう。

透析室で使用する薬剤

透析室で使用する薬剤は、おもに次のように分類されます。

1）血液回路から投与する注射薬

透析患者に使用する薬剤のなかには、透析中あるいは終了後に血液回路静脈側から投与する薬剤があります。薬剤の投与に際し、再度の穿刺など侵襲的な行為をしなくて済むことや、内服薬の増加を防ぐなどのメリットがあります。

●おもに透析中に投与する薬剤

食事量が低下した透析患者に対して、血液回路からの経静脈的栄養補充療法を行うことがあります（図1）。数時間という限られた時間ではありますが、透析の時間を利用して、高濃度のブドウ糖やアミノ酸を含む輸液を投与することができます。必要に応じ、カリウム製剤などを混合することもあります。

透析中の過度な除水による低血圧に対しては、生理食塩液が点滴されます。血圧低下が著明な場合は、エチレフリン塩酸塩（エホチール®注）を生理食塩液か10％塩化ナトリウム注射液に混合して透析施行中に持続注射します。

重度の貧血に陥った透析患者には輸血が検討されますが、高カリウム血症の危険性を避けるために血液回路動脈側から投与されます。

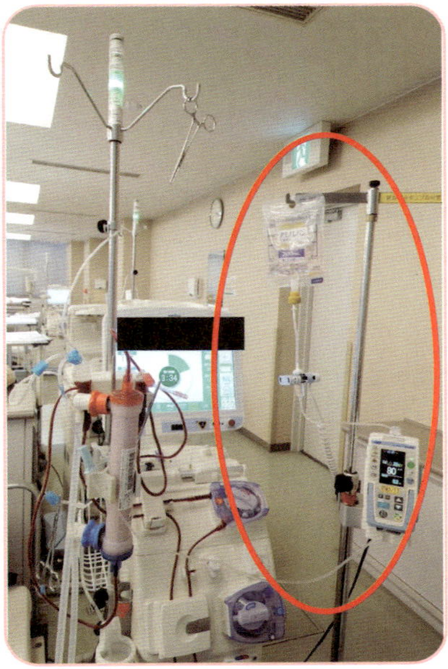

図1 血液回路からの輸液

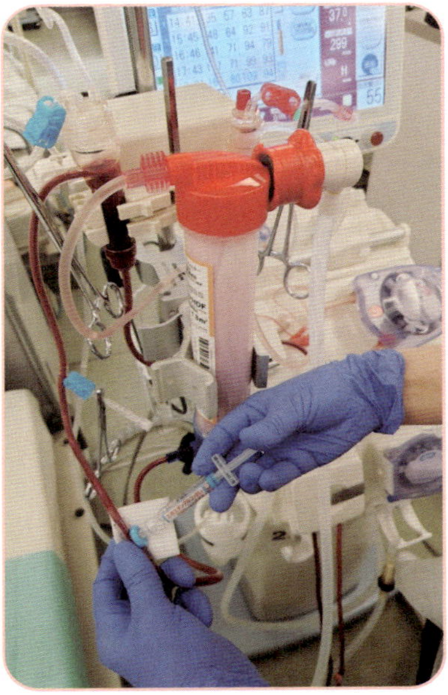

図2 透析終了後に投与する薬剤

●透析終了後に投与する薬剤

腎性貧血の治療薬である赤血球造血刺激因子製剤（ESA）、二次性副甲状腺機能亢進症の治療薬である活性型ビタミン D_3 製剤（マキサカルシトール［オキサロール®注］、カルシトリオール［ロカルトロール®注］）やカルシウム受容体作動薬（エテルカルセチド塩酸塩［パーサビブ®静注透析用］、ウパシカルセトナトリウム水和物［ウパシタ®静注透析用］）、そう痒治療薬のジフェリケファリン（コルスバ®静注透析用）、レボカルニチン（エルカルチン® FF 静注シリンジ）などは、透析終了後に血液回路静脈側から投与されます（図2）。

2）透析室に持参して透析中に服用する内服薬

その多くは、「透析中の症状を治療・予防するために『やむを得ず』透析中に服用する」薬剤です。透析低血圧に対して使用されるアメジニウムメチル硫酸塩（リズミック®錠）などの一部の昇圧薬、透析中の下肢つりに対して使用する芍薬甘草湯などが該当します。定期内服薬のなかから透析患者が自身で透析室に持参したり、透析室に常備している備蓄薬から使用したりします。

透析除去性を考慮したほうがよい薬剤

薬剤のなかには、HDにより除去されやすいものとされにくいものがあります。表4に、透析除去性に関連する薬剤の特徴についてまとめました。透析除去性による薬剤の血中濃度低下は、薬効の減弱につながる可能性があるため、薬剤の投与タイミングに注意が必要な場合があります。

表4 透析除去性に関連する薬剤の特徴

特徴	理由
分子量	分子量が大きいと透析膜を通過しづらい
蛋白結合性	蛋白結合している薬剤は透析膜を通過しづらい
分布容積が大きい	組織移行性が高く、透析後に組織から血中へリバウンドする

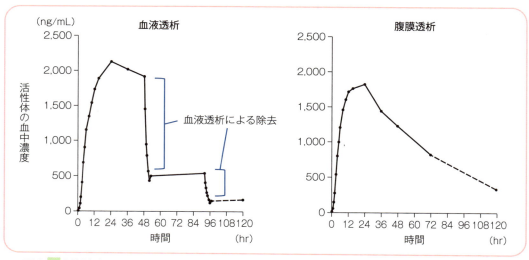

図3 透析患者におけるオセルタミビルリン酸塩の服用後の活性体血中濃度推移（文献3を参考に作成）

1）抗微生物薬

　透析患者は感染症に罹患しやすいため、抗菌薬や抗ウイルス薬などの抗微生物薬を使用することが多いです。基本的に、抗菌薬や抗ウイルス薬などは、目的とする薬効を得るために血中濃度を維持することが不可欠です。たとえば、オセルタミビルリン酸塩の活性代謝物は、腎排泄性が高く透析患者では減量が必要ですが、さらに透析除去性が非常に大きい薬剤です。タミフル®カプセル75mgを1カプセル服用後、二度のHDを経て、活性体の血中濃度が保たれることが証明されています（図3）[3]。しかしながら、服用直後にHDを施行すると、治療期間中に必要な血中濃度が保てない可能性が考えられます。ほかにも、抗MRSA薬のバンコマイシン塩酸塩を透析前に投与する場合は、透析除去を考慮して高用量に設定することがあるなど、同様のことが多くの抗微生物薬において想定されると思います。

　一部、透析で抜けにくい抗微生物薬もありますが、基本的には透析除去を避けるために透析後に投与するほうが望ましいです。

2）定期内服薬

　透析除去されやすい一部の内服薬に関しては、透析患者に対して透析終了後に補充投与することが添付文書に記載されています。抗てんかん薬であるレベチラセタム（イーケプ

表5 ■ 添付文書に透析後補充投与が設定されている薬剤の例（文献4を参考に作成）

一般名（商品名）	常用量	HD患者用量	HD後補充量	HD除去率
レベチラセタム（イーケプラ®）	1,000〜3,000mg/日	500〜1,000mg/日	250〜500mg	50〜60%
ラコサミド（ビムパット®）	100〜400mg/日	最大300mg/日	1回量の半量	57%

ラ®）やラコサミド（ビムパット®）はその典型例で（**表5**）[4]、服用している透析患者も少なくないため、用法や補充投与の有無について確認してみてください。

🌿 引用・参考文献 🌿

1) Mangin, D. et al. International Group for Reducing Inappropriate Medication Use & Polypharmacy（IGRIMUP）: Position Statement and 10 Recommendations for Action. Drugs Aging. 35（7）, 2018, 575-87.
2) Kitamura, M. et al. Prognostic impact of polypharmacy by drug essentiality in patients on hemodialysis. Sci. Rep. 11（1）, 2021, 24238. doi : 10.1038/s41598-021-03772-0.
3) タミフル®カプセル, ドライシロップ医薬品インタビューフォーム. 2024年10月改訂（第36版）.（2024年12月閲覧）.
4) 日本腎臓病薬物療法学会編. "透析患者の薬物投与設計, 透析後の補充投与". 腎臓病薬物療法ガイドブック：腎臓病薬物療法専門・認定薬剤師テキスト. 第2版. 腎臓病薬物療法ガイドブック ワーキンググループ監修. 東京, じほう, 2022, 269-71.

▶ 特定医療法人仁真会白鷺病院 薬剤科 主任／腎臓病薬物療法専門薬剤師
吉田拓弥 よしだ・たくや

▶ 特定医療法人仁真会白鷺病院 薬剤科 科長
古久保 拓 ふるくぼ・たく

💡 透析室初心者のみなさんへの **ワンポイントアドバイス**

患者の情報収集をして、服薬意識を感じとる

　透析患者に対する薬剤の投与量や投与方法、タイミングなどには「意味」があることを知っておきましょう。気軽に施設の薬剤師や保険薬局の薬剤師に相談してもらってよいと思います。そのなかで、看護師のみなさんにお願いしたいことが2点あります。まずは、使用している薬剤や服薬に関する透析患者個々における情報収集です。情報が多くて具体的なほど、対策が練りやすくなります。もう一つは、患者の服薬意識を感じとることです。服薬意識が高い人も低い人も、その要因がキャッチできれば、よりよい処方や服薬方法への道筋が立てられるかもしれません。

　ぜひ、多職種で協力して、透析患者の安全な薬物療法適正化に取り組みましょう。

3 事故防止への対策・警報の原因と対応

透析室初心者トウ子の失敗エピソード

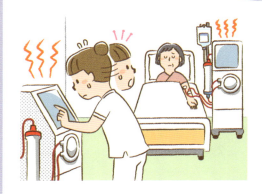

　透析療法を開始し、トウ子が患者の様子を確認していたとき、**透析用監視装置の警報音が鳴りました**。急いで確認したところ、**とくに問題は見あたらず、装置の誤作動**のようです。トウ子が患者に「大丈夫ですよ」と声をかけていたところ、ほかの患者の透析用監視装置の警報音が鳴りました。「**あっちもか……**」と思ったトウ子はその患者に「こちらが終わったらすぐに行きますね」と声をかけ、**目の前の患者の対応をしていました**。
　何度も鳴る警報音に気がついた先輩スタッフが確認に来たところ、その患者の警報音は違う理由で鳴っており、すぐに医師を呼ぶ必要がありました。トウ子は先輩スタッフに、「**警報音は患者の体に悪影響を与えるだけではなく、生命にも影響をおよぼすアクシデントにつながる可能性もあるので安易に原因を判断せずに、きちんと確認するように**」と注意されました。
　また、患者にも不安を与えてしまい、「あの看護師さんは大丈夫なの？」と言われ、**患者の信頼も失ってしまいました**。

透析用監視装置の警報作動時の注意点

　透析室に配属されたばかりの新人スタッフは、透析用監視装置から鳴り出す警報音に最初は驚き、とまどうことでしょう。そして次からは、トラブルの原因は何かをていねいに調べて異常を回避し、患者に悪影響が出ないように迅速に対処するように心がけていると思います。そのなかで、透析室の業務に慣れていない新人スタッフが起こしやすい失敗が2つあります。それは、警報音の原因を点で見てしまうことと、何度も鳴る警報音を「またあのトラブルね」と決めつけてしまうこと

表　静脈圧力警報の原因と注意点（文献1より転載）

静脈圧力	原因	注意点など
上限警報	静脈エアートラップチャンバ下流の血液回路の折れ曲がり	血液回路を目視で確認する
	静脈エアートラップチャンバフィルタ部周辺の凝血塊	生理食塩液および透析液を回路内に注入し、回路状況を確認する
	静脈針先の血管壁接触	針先を調整し、必要時は超音波画像診断装置で確認する
	静脈針内の血栓	血栓除去時は体内に押し込まないように注意する
下限警報	脱血不良	ピローの扁平化 陰圧の発生により動脈穿刺針から血液ポンプ入口にこまかい気泡発生と溶血
	静脈側エアートラップチャンバより上流の血液回路の屈曲	血液回路を目視確認
	血液浄化器内の血液凝固	生理食塩液および透析液を回路内に注入し、回路状況を確認する 血液凝固の原因を調査し、必要であれば透析条件などを変更する
	静脈穿刺針の抜針	血液ポンプをすぐに停止する 自然抜針か自己抜針かの確認を行い、適切な対応を行う

です。その結果、何度も鳴り続ける警報音の原因が、患者の体に悪影響（血圧低下やシャント肢の腫脹、大量出血など）を与えるだけではなく、生命に影響をおよぼすアクシデントにつながる可能性があります。

患者は警報音が鳴ると、自分の体に何が起こっているのか不安になります。そのため、警報音に対応するスタッフが適切に対処することができないと、「自分の体は本当に大丈夫？」「あの看護師さんは大丈夫？」と、患者の不安を助長させてしまい、信頼も失うことになります。

本稿では、気をつけなければならない透析用監視装置の警報について解説します。

静脈圧警報

静脈圧とは、静脈側エアートラップチャンバ内にかかる圧力のことです。静脈圧警報が作動し、モニター上で静脈圧の上昇がみられた場合には、穿刺針先端の血管壁への接触、血栓の形成、血液回路の折れ曲がりや静脈側エアートラップチャンバのフィルタ周辺の凝血塊の可能性があります。一方で、静脈圧の低下がみられた場合には、脱血不良や血液浄化装置内の血液凝固の可能性があります（表）[1]。

このようにさまざまな原因で警報が作動しますが、危険度や頻度が高い部分から確認しましょう。

1）静脈圧上昇が原因の場合

静脈圧が上昇した場合は、以下のように対

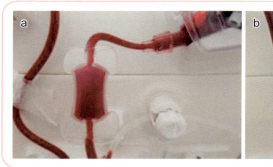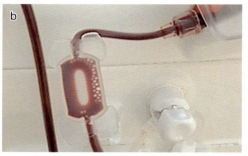

図1　ピロー
a：脱血良好、b：脱血不良

応します。
①穿刺部位（血液の静脈側）が腫脹していないか、目視と実際に触ることで確認する。
②静脈側血液回路が屈曲していないかを確認する。
③静脈側エアートラップチャンバ内が凝固していないかを確認する。
④穿刺針の先端が、血管壁や静脈弁に接触していないかを確認して、接触していれば穿刺針を少し引き、接触しないように調整する。
⑤静脈側の穿刺針に血栓やフィブリンが詰まって、針先端が凝固していないかを確認する。血栓を除去する場合は、血栓を体内に押し込まないように注意する。穿刺針にシリンジを差し込んで、血液を勢いよく引き、血栓を除去する。

　静脈側エアートラップチャンバ内や穿刺針先端の凝固が続けば、医師と相談して、血液凝固時間を測定し、抗凝固薬の種類や量を変更します。また、生体適合性のよいダイアライザに変更することで、血液浄化装置内の凝固を防止することができます。

2）静脈圧下降が原因の場合

　静脈圧が下降した場合は、以下のように対応します。
①抜針していないか、血液回路とカテーテルが外れていないかを確認する。
②ピローで脱血状態を確認する（図1）。脱血不良の場合は、脱血側の穿刺針先端の洗浄や調整を行う。
③静脈圧がマイナスになっていたり、ピローがへこんでいる場合には、血液回路内で血液が凝固しやすくなっているので、血液ポンプの流量を下げて生理食塩液を血液回路内に流し、静脈圧を上げる。
④脱血側の透析ラインが折れ曲がっていないかを確認する。
⑤静脈側エアートラップチャンバ内、またはダイアライザが凝固していないかを確認する（ダイアライザが凝固している場合は、ダイアライザに白い筋が入ったり、ダイアライザの入口が白っぽくなる）。

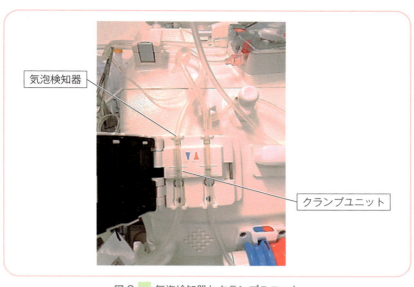

図2 気泡検知器とクランプユニット

透析液圧警報

　透析液圧とは、血液浄化装置の透析液の戻り口にかかる圧力のことです。透析液圧と静脈圧はそれぞれ均衡を維持しています。透析液圧が上昇した場合には、静脈側血液回路の折れ曲がりや静脈側エアートラップチャンバの凝血の可能性があります。一方で、透析液圧が下降した場合には、動脈側血液回路の折れ曲がりやダイアライザの凝血の可能性があります。

　確認項目は静脈圧警報作動時の手順と同じですが、血液透析濾過（HDF）では大量の濾過が行われるため、透析液圧下限の警報が作動する場合があります。作動時は濾過速度を下げ、対応します。

気泡警報

　透析用監視装置には気泡検知器が備わっています（図2）。体内に空気（エアー）が混入すると、生命に危険がおよぶ可能性があるためです。気泡検知器は、返血部である静脈側先端部の直前に設置されており、体内に空気が混入していないかどうかをつねに監視しています。気泡検知器が異常を検知すると警報が鳴り、静脈側血液回路を閉鎖するクランプユニットが作動して血液ポンプが停止します。

　気泡警報が作動する原因は、血液ポンプより上流の動脈側血液回路接続部のゆるみや破損です。とくに動脈側の穿刺針と血液回路の接続がゆるい場合も作動します。

Point
①血液回路が破損した場合は、すぐに回路を交換する。
②脱血不良の場合は、原因を探して取り除く。

万が一、透析中に体内に空気が混入した場合には、血液ポンプを停止し、静脈側血液回路を鉗子で遮断します。患者をトレンデレンブルグ体位（図3）にして、すぐに医師に報告し、救急カートをベッドサイドに準備します。

漏血警報

透析用監視装置には、透析膜の破れを感知する漏血検出器が設置されています。透析中に漏血警報が作動すると、血液ポンプと透析液の送液が停止します。漏血警報が作動したら、すぐに医師に報告します。

漏血警報は、ダイアライザの膜が破れることによって作動することが多い警報です。ダイアライザを流れる血液と透析液は、透析膜を隔てて直接触れることができない構造になっています。ダイアライザは工場出荷時に厳密な検査が行われており、不良品は減少傾向にありますが、配送時や院内での取り扱い時の不注意による落下などで、外部から衝撃が加わり、透析膜が破れる可能性があります。血液回路のセッティング時にダイアライザを落としてしまった場合には、使用を控えるようにしましょう。ほかには、脱血不良などに

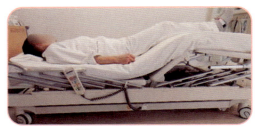

図3 トレンデレンブルグ体位
左側臥位で頭部を低くして、腰と下肢を高く保つ体位。

よる過度な陰圧が原因の溶血などでも漏血警報が作動する場合があります。

また、漏血警報は一過性の原因により、誤って警報が作動する場合があります。たとえば、プライミング時の透析液側の気泡除去不足や、透析開始初期の大分子物質の除去などです。漏血検出器本体の汚れなどでも警報が作動する場合があるため、透析用監視装置の保守管理は徹底する必要があります。

Point
①漏血警報が作動したら、すぐに医師に報告し、返血の指示を確認する。
②抗菌薬を処方する場合がある。

漏血警報が作動した場合は、血液と透析液が直接触れた可能性があり、感染のリスクが発生するため、自己判断で返血してはなりません。漏血警報を予防するには、プライミングをしっかり行うことが重要です。

透析用監視装置からの液漏れ

透析用監視装置から透析液が漏れた場合には、透析液の漏れた量が透析後体重の誤差に

なるため、過除水になる可能性があります。液漏れの原因でもっとも多いのは、ダイアライザとカプラの接続がゆるかったり、奥まで入れすぎていることなどです。ダイアライザとカプラは正しく取りつけることが重要です（図4）。

そのほかにも、透析用監視装置内部から液漏れが発生する場合がありますが、そのときはただちに原因を特定することが重要です。

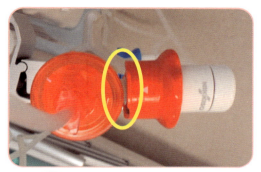

図4　ダイアライザとカプラの取りつけ位置
ゆるすぎず、奥まで入れすぎず、「カチッ」と音がするところまで取りつける（○）。

Point
① 患者の循環動態（血圧や脈拍）や、意識レベルなどのバイタルサインの確認を行う。
② 患者の安全が確認できれば体重測定を行う。
③ 目標体重からの乖離によって、補液をする場合もあれば、透析を再開する場合もあるため、医師に確認する。

濃度警報

透析液は、A液、B液、透析用水を混合して作成しています。これらを混ぜる割合が異なると、透析液の組成が変化します。透析液の組成は、血液からどの物質を除去するのか、透析後の血液濃度をどれくらいにすると生活の質（QOL）を向上させることができるのかなどを検討して決められます。この濃度に異常を来すと、患者に非常に大きな悪影響をもたらします。

濃度警報が作動する原因としては、透析液供給装置や水処理装置の異常、A液、B液の取り間違い、透析用監視装置の透析液原液注入ラインの折れ曲がりや空気の混入、逆浸透装置配管の折れ曲がりが考えられます。

Point
① 透析液を止めて、透析液濃度を実測する。
② 原因と考えられる点を見つけ、対応する。
③ 透析液供給装置や水処理装置の確認を行う。

原因を取り除く作業をしても透析再開がむずかしい場合は、透析療法を中断し、医師と相談します。透析療法の継続が必要であれば代替透析機器で透析療法を再開します。

TMP警報

膜間圧力差（TMP［図5］[1]）は動脈圧と静脈圧の圧力平均を透析液圧で引くことで算

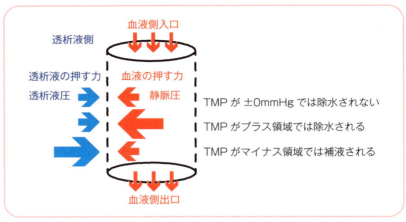

図5　TMP（膜間圧力差）（文献1より転載）

出されます。つまり、透析中の血液側と透析液側の圧力差の指標となります。

透析中は除水が行われ、血液側から透析液側に水が移動し、TMPは陽圧を示します。陽圧の程度は、透析療法の種類やダイアライザの透水性能で異なります。除水速度が速かったり、透水性の低い膜を使用したり、HDF療法では圧力差の値が高く出ます。一方、除水を行っていない場合には、血液を濾過していないので、血液側と透析液側の水移動は平衡がとれているため、TMPは0mmHgとなり、圧力差は発生しません。

また、逆濾過機能が設置されている透析用監視装置では、補液を逆濾過で行うので、水が透析液側から血液側に移動するため、TMPは陰圧になります。

Point
① 高値で警報が作動した場合は、血液浄化機器の目詰まりが考えられるため、除水速度の低下やHDFの濾過速度を下げる。
② 低値で警報が作動した場合は、透析用監視装置の故障と判断できるため、透析を中断する。

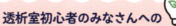

透析室初心者のみなさんへの　ワンポイントアドバイス

患者を観察することを最優先に

　透析室に配属されて間もないころ、警報音が鳴ると機械のことがよくわからない筆者は、「穿刺部は腫れていないかな」「接続は大丈夫かな」など患者ばかりを見ていました。すると先輩スタッフから、「患者に原因がある場合はすぐに発見、対応できるから、まずは患者に目を向ける視点を大事にしなさい。機械はそのつど覚えていこう」とアドバイスをもらいました。機械に苦手意識がある人は、警報音が鳴ったときには、まずは患者に視点を向けることからはじめましょう。

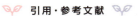

1) 服部達也. "血液透析／透析操作／警報". 透析室で飛び交う用語 らくわかりイラスト事典280：新人スタッフ必携！ 透析ケア2022年夏季増刊. 大阪, メディカ出版, 2022, 86-91.

地方独立行政法人堺市立病院機構
堺市立総合医療センター 腎・透析センター
看護責任者／慢性疾患看護専門看護師
田中順也 たなか・じゅんや

4 検査データと患者指導

透析室初心者トウ子の失敗エピソード

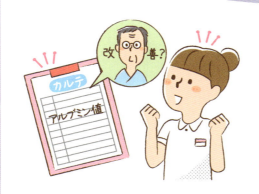

やせ型で栄養障害があり、アルブミン値が継続的に低値を示している患者がいました。何とか栄養状態を改善しようと患者指導を実施し、時には管理栄養士も交えて介入していました。

その後、アルブミン値は上昇し、改善したと思っていたのですが、トウ子が確認した検査値は透析後の値であり、**濃縮の影響で見かけ上の値が上昇していた**だけでした。このことをきっかけとして、トウ子は**採血タイミングの重要性**を知りました。また、付随する情報がない場合は一つの検査値を見ただけでは何も把握することはできないことを実感し、**複数の項目を総合的に判断することが重要である**と再確認しました。

検査値の基準範囲とは

基準範囲とは、一定の基準を満たす健常人（基準個体）の検査値分布の中央の95％区間として設定され、検査値を判読する基準（めやす）となる、つまり、健常な一般成人を測定したとき95％の人が収まる範囲を基準値や基準範囲といいます[1]。以前は「正常範囲」ともいわれていましたが、何の疾患もない健常人を測定しても外れる可能性があることや、基準範囲を設定するにあたり選別された一般成人の潜在的な病態を排除しきれないなどの理由から、「基準範囲」というよびかたに統一されています[2]。

基準範囲は診断の目安として利用されるものであり、特定の疾患の識別を前提に用いられるものではありません。また、基準範囲の定義より、検査項目によっては透析患者と健常人で同じ基準範囲を用いることは適さないことにも留意する必要があります。

採血タイミングが検査結果に与える影響

透析患者においては、その値がいつ採血されたものなのかが非常に重要です。採血タイミングは週はじめの透析前採血が基本となります。これは、透析後では透析により除去される物質は低値を示し、透析により除去されない物質は除水による濃縮効果で高値を示すためです。一方で、採血によって透析効率の評価を行いたい場合は、透析後もしくは透析前後で採血する場合があるため、注意が必要です。

面でとらえる検査データの見かた

透析患者に行われる検査の目的に、「透析条件が適正であるかの評価」「透析合併症の早期発見」「患者状態の評価」があげられます。いずれの場合にしても検査値を見るときに非常に重要になるのは、その1点を基準範囲と比較して判断するのではなく「過去の値とその推移はどうだったのか」「関連するほかのデータはどうなのか」を押さえることです。つまり、経時的な変化をとらえる縦軸と、ほかの関連データである横軸があわさることにより面でとらえるようにすることが大切です。本稿では、透析患者をみるうえでとくに重要な検査項目について解説します。

検査項目

1) ナトリウム（Na）

ナトリウム（Na）はおもに細胞外液に存在し、細胞外液を構成する最大の陽イオンです。また重要な浸透圧物質で、基準範囲は腎機能正常人と同じ135〜145mEq/Lです。透析患者の透析前の血清ナトリウム濃度は低値を示すことが多いです。これは食塩の過剰摂取で高ナトリウム状態となり、口渇により水分を過剰摂取することに起因します。ほかにも、激しい嘔吐や下痢による電解質の喪失などもありますが、いずれも基準範囲内のことがほとんどで、透析液の補正を必要とすることはまれです。『慢性腎臓病に対する食事療法基準2014年版』では、過剰な水分摂取を抑制するために推奨されている食塩摂取量は6.0g未満とされています[3]。一方で、尿量、身体活動量、体格、栄養状態、透析間体重増加量を考慮し、患者ごとに適宜調整を行う必要があります。

2) カリウム（K）

血液透析（HD）患者においては、透析前値4.5〜5.4mEq、透析後値3.5〜4.0mEqですが、健常人と比べると少しだけ高い値です[2]。基本的に透析患者は高カリウム（K）血症の状態が慢性的に続いており、健常人と比較して高カリウム症状は発症しにくいです。カリウムの高値の原因としては、食事の影響がもっとも大きいです。一方で穿刺時にクレンチングを強く行った場合や、採血後の試験管を強く振ってしまうことや落下などで泡立

ってしまった場合も高く出ることがあるため、注意が必要です。対処としては内服薬やグルコース・インスリン（GI）療法などがあげられますが、これらはあくまで一時的にカリウムを細胞内に取り込んで見かけのカリウム値を下げていることにすぎず、いちばんは透析を実施することが必要となってきます。

また、透析患者においては高カリウム血症が注目されがちですが、低カリウム血症も注意すべき項目です。日本透析医学会の統計調査では、高カリウム血症より低カリウム血症のほうが若干生命予後が悪いことがわかりました[4, 5]。とくにご飯があまり食べられていないような低栄養の患者の場合、一般的な透析液におけるカリウム濃度（2mEq）だと、4時間の透析では下がりすぎてしまう場合があります。このようなときは、点滴や透析液の補正などでカリウムを補う必要があり、透析後でも下がりすぎないようにコントロールすることが重要です。

3）ヘモグロビン（Hb）

一般的に、腎不全患者では腎機能低下に伴ってエリスロポエチン（EPO）が低下し、貧血傾向となります。そのため、薬剤を調整しながら週はじめの透析前採血で 10 ～ 12g/dL を目標に調整していきますが、継続的に低値を示している場合は消化管出血などの検査を実施する必要があります[6]。また、健常人より基準範囲が低値に設定されているのは、透析療法によって濃縮と希釈をくり返すことや、12g/dL 以上だと死亡のリスクが上昇する報告があるためです。しかし、ヘモグロビンは年齢や性別、活動量などを考慮し、

患者個人で調整する必要があります。基本的に若くて活動量がある場合は高めに設定し、高齢の患者や活動量の少ない患者は低めに設定します。

4）リン（P）

リン（P）は健常人であれば骨や歯の形成には欠かせない物質であり、人間が生きていくうえで必要なエネルギーを産生するために必須の物質です。しかし、透析患者においては大量に摂取すると逆に骨が脆くなります。基本的に、リンを尿中に排泄できない透析患者では、血液中に蓄積して高リン血症となります。また慢性腎臓病（CKD）の進行に伴って、腸管のカルシウム（Ca）吸収を促進するビタミン D 活性化障害に起因したカルシウム吸収不良からカルシウム値が低下します。そして、低カルシウム血症になると副甲状腺を刺激し、副甲状腺ホルモン（PTH）が分泌されます。それにより、骨のなかのカルシウムが血中に溶け出し、骨の脆弱化や血管の石灰化などをひき起こすのです（図1）。3.5 ～ 6.0mg/dL を超えないように、食事指導や服薬でコントロールします[7]。

リンは多くの食事に含まれますが、とくにハムやソーセージなどの加工肉や乳製品に多く含まれるため、注意が必要です。一方で、リンの値が持続的に低値を示す場合は、ほかの栄養指標とあわせて栄養障害の評価の一助となります。

5）アルブミン（Alb）

アルブミン（Alb）は食事によって摂取されたたんぱく質などを材料としておもに肝臓で生成され、体のなかに広く分布していま

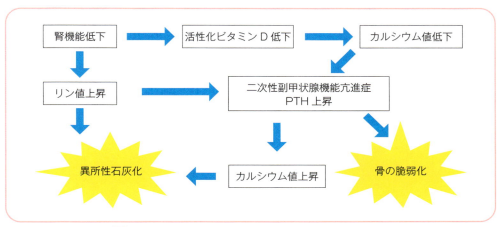

図1 腎機能低下から骨の脆弱化や血管の石灰化につながるしくみ

す。さまざまな物質と結合する性質と膠質浸透圧を維持するはたらきをもっています。アルブミンは、浸透圧の維持により、血管内にある血液の水分を保持し、血液を正常に循環させています。アルブミン量が低下し、浸透圧が維持できずに下がると、血液中の水分が血管外に漏れることにより、肺水や腹水が貯留したり顔や下肢に浮腫が生じたりします。透析患者における低栄養の指標であるPEW（protein-energy wasting）の診断基準としては3.8g/dL以下が示されており、これを下回らないように管理することが重要です[8]。

低下する原因として多くみられるのは栄養摂取不足です。また、炎症があると肝臓でのアルブミン合成・分泌が抑制され、C反応性蛋白（CRP）が上昇するにつれ血清アルブミン値は低下します。アルブミンが低下している場合は血中尿素窒素（BUN）、標準化蛋白異化率（nPCR）などのほかの栄養指標を確認し、食事量が低下していないか確認することが重要です。

6）血中尿素窒素（BUN）

BUNは食事によりたんぱく質を摂取し、それが代謝されることによって産生されます。通常であれば尿素として尿中に排出されますが、透析患者の場合は尿が出ないために体内にたまり、透析によって除去されます。その特性を利用し、標準化透析量（Kt/V）を用いた透析効率の評価や栄養状態の評価に用いられます。BUNは透析の前後で増減をくり返しますが、1週間の平均的なBUN値を表したものが時間平均BUN濃度（TACBUN）です（図2）。

これはたんぱく質摂取の影響も受けますが、一時点でのBUN値よりも透析状況を反映します。60mg/dL以下を目標にし、45～50mg/dL未満が望ましいという報告もありますが、TACBUNをあるレベル以上にならないようにKt/Vを調節することが大事であり、患者のなかで時系列的に追っていくことが重要です[9]。予想外に高値のときは消化管出血などの影響を受けるため、それらを考慮

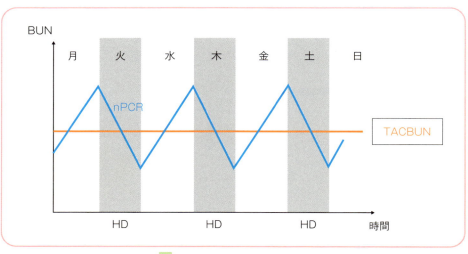

図2　時間平均BUN濃度（TACBUN）

する必要があります。

7）標準化蛋白異化率（nPCR）

nPCRは1日における体重1kgあたりの体蛋白の異化速度を表しており、たんぱく質摂取量の指標として用いることができます。つまり、直接的に患者の食事量を把握することができ、栄養指標はもちろん、合併症や死亡に関連する重要な予後規定因子です。異化されたたんぱく質は最終的に尿素となることから、尿素産生速度とnPCRには数学的な関係が認められており、尿素産生速度は透析前後のBUNから求められるため、透析前後のBUNよりnPCRを求めることができます[10]。

透析患者は体蛋白異化亢進状態にあり、高い頻度でたんぱく質・エネルギー栄養障害があるので、これらの指標は非常に重要です[11]。『慢性腎臓病に対する食事療法基準2014年版』では、透析患者のたんぱく質摂取量として0.9～1.2g/kg/日を推奨しています[3]。つまり、体重（kg）と同じくらいか、少し多いくらいの数量（g）を目標とします。

8）標準化透析量（Kt/V）

ダイアライザの尿素クリアランスと透析時間の積であるKtは、尿素の除去という点からみた透析量を表すと考えられます。しかし、Ktの値が等しくても体の大きさが異なれば、体内の尿素の減少率も異なるはずです。たとえば、同じ「100」除去できたとしても体が大きな人にとっての「100」と小さな人にとっての「100」では大きく異なります。したがって、体が大きな患者にも小さな患者にもKtが等しく適応できるようにするためには、これを何らかの体の大きさの指標で補正しなければならないわけです。

そこで、体の大きさの指標として体内水分量を採用し、これでKtを割ると尿素の除去という点からみた透析量の普遍的な指標としてのKt/Vが得られます。目標値としてはspKt/V 1.2以上、できれば1.4以上を目標

とすることが推奨されます[12]。

一方で、体が小さくやせた栄養不良の患者の場合は分母であるVが小さくなり、見かけ上Kt/Vが上昇してしまうため注意が必要です。つまり、Kt/Vで評価する場合は患者の体格や栄養状態も十分考慮する必要があります。

9）ヒト心房性ナトリウム利尿ペプチド（hANP）

ヒト心房性ナトリウム利尿ペプチド（hANP）は心房圧による心房筋の伸展によって刺激されるため、値が高値の場合は心房負荷や循環血漿量の増加を起こす病態が存在することを示唆しています。

hANPの基準範囲は、透析後の採血（ドライウエイト［DW］達成時）で50～100pg/mL以下をDW達成の目安とし、25以下ではDWを上げて、逆に100以上ではDWを下げることを検討します[13, 14]。一方で、心不全や心房細動（AF）などの不整脈でも高値になるため、あくまで基準範囲は目安とし、患者がDWにあり、かつ心不全を認めない時点で測定した値を各個人の基準値とする必要があります。

患者指導

患者指導を行うべき項目としては、「エネルギー摂取」「食塩・水分管理」「カリウム摂取」「バスキュラーアクセス（VA）管理」「フットケア管理」があげられます。患者指導というと、とにかく患者の問題点を是正するた

めに、ひたすら注意や指導をしてしまいがちです。それも必要かもしれませんが、患者指導においてまずやるべきことは傾聴することです。たとえば体重の増加が多い患者に食塩や水分を減らせということは簡単です。しかし、実際には体重が増える要因は食生活によるものから生活習慣によるもの、さらには身体的な要因から精神的な要因まで多岐にわたります。それらのなかから体重増加に至る原因を患者ごとに究明する必要があります。「エネルギー摂取」「食塩・水分管理」「カリウム摂取」についての患者指導では、注意や禁止をするだけではなく、代替案を提案することでよい患者指導ができるよう心がけることが重要です。

また、「VA管理」「フットケア管理」については、まずは患者に自身の体について興味をもってもらうことがはじめの一歩です。興味をもってもらうためには、管理の重要性について時間をかけて説明する必要があります。また高齢者の場合、時間をかけるといっても1回の会話で時間をかけて話すよりも、短い時間の会話を複数回実施するほうが理解を得られやすいです。そして「見る・聴く・触る」をどれか一つでも毎日患者自身に実施してもらい、患者と医療スタッフの二人三脚で現状の把握や異常の早期発見を行っていくことが重要です。

引用・参考文献

1）日本臨床検査医学会ガイドライン作成委員会編．"基準範囲・臨床判断値""検査データの読み方と考え方""検体の保存安定性"．臨床検査のガイドライン JSLM2015：検査値アプローチ／症候／

疾患．東京，日本臨床検査医学会，2015，11-30．
2) Horowitz, GL. et al. CLSI C28-A3C：Defining, Establishing, and Verifying Reference Intervals in the Clinical Laboratory；Approved Guideline：Third Edition. Wayne, Clinical and Laboratory Standards Institute, 28 (30), 2008.
3) 日本腎臓学会編．慢性腎臓病に対する食事療法基準2014年版．東京，東京医学社，2014，48p．
4) 日本透析医学会．"透析処方関連指標と生命予後"．図説 わが国の慢性透析療法の現況（2009年12月31日現在）．東京，日本透析医学会，2010，66-89．
5) 常喜信彦ほか．血液透析患者の適切な血清K値を考える．日本血液浄化技術学会雑誌．29 (2), 2021, 267-8．
6) 日本透析医学会．2015年版 日本透析医学会 慢性腎臓病患者における腎性貧血治療のガイドライン．日本透析医学会雑誌．49 (2), 2016, 89-158．
7) 日本透析医学会．慢性腎臓病に伴う骨・ミネラル代謝異常の診療ガイドライン．日本透析医学会雑誌．45 (4), 2012, 301-56．
8) Pollock, C. et al. The CARI guidelines. Nutrition and growth in kidney disease. Nephrology (Carlton). 10 Suppl 5, 2005, S177-230.
9) 鈴木一之．"栄養状態の評価"．しっかり透析のヒケツ：透析医が透析患者になってわかった：エビデンスに基づく患者さん本位の至適透析．改訂2版．大阪，メディカ出版，2014，188-97．
10) Borah, MF. et al. Nitrogen balance during intermittent dialysis therapy of uremia. Kidney Int. 14 (5), 1978, 491-500.
11) Kopple, JD. Pathophysiology of protein-energy wasting in chronic renal failure. J. Nutr. 129 (1S Suppl), 1999, 247S-251S.
12) 日本透析医学会．維持血液透析ガイドライン：血液透析処方．日本透析医学会雑誌．46 (7), 2013, 587-632．
13) 石井恵理子ほか．血液透析（HD）患者の血中心房性ナトリウム利尿ペプチド（ANP）値によるドライウェイト（DW）の判断基準に関する検討．日本透析医学会雑誌．37 (6), 2004, 1417-22．
14) 日本透析医学会．血液透析患者における心血管合併症の評価と治療に関するガイドライン．日本透析医学会雑誌．44 (5), 2011, 337-425．

独立行政法人地域医療機能推進機構
東京山手メディカルセンター 臨床工学部
丸山航平 まるやま・こうへい

透析室初心者のみなさんへの ワンポイントアドバイス

仲間と支え合い、透析看護で出会う喜びの瞬間を大切に

　はじめての透析室はわからないことやできないことだらけで、悩んだりストレスを感じたりすることがあるかもしれません。しかし、できないことに対して焦らないことが大事です。知識や技術を得ることは一つひとつの積み重ねです。それらを積み重ねるために一人で悩みすぎず、同僚と協力し、先輩を頼り、時には多職種の手も借りながら進めていくことが必要だと思います。そして業務中に得られる喜びの瞬間を大切に、仲間とともに充実した日々を過ごしてください。

5 透析終了から返血・抜針・止血

透析室初心者トウ子の失敗エピソード

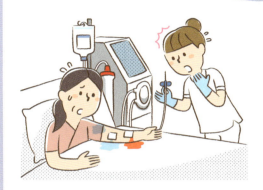

トウ子が透析室に配属されて、1年半がたちました。最初のころは「患者とうまくかかわれるかな」「機器の操作はきちんとできるかな」「穿刺ってむずかしそう」と不安がいっぱいでしたが、ようやく業務にも慣れてきて、穿刺と返血は独り立ちしたところです。

今日は、返血中に患者との会話に夢中になってしまいましたが、「**返血はもう慣れているから大丈夫！** 血圧も測定して問題ないことを確認したし、患者の顔色もよい」と無事に返血操作を終了しました。トウ子が患者から穿刺針を抜いたところ、「あれ？ なにか冷たい」と感じました。確認すると**穿刺部位が濡れていました**。どうやら、**血液回路をクランプせずに抜針してしまった**ようで、**血液回路内に残っていた生理食塩液と血液が針先から流れていました**。トウ子は慌ててクランプをしましたが、**患者の衣服を濡らしてしまいました**。

透析終了直前の確認事項

透析室では複数の患者が同時間帯に透析療法を受けているため、透析終了時間が重なり、患者対応に追われることが多いのではないでしょうか。透析終了直前で焦らないように、事前にできる準備はしっかりしておきましょう。

①予定した除水が完了し、指示された透析時間が経過していることを確認します（図1）。

②指示票から採血と薬剤投与の有無を確認します（当院では電子化され、図1の画面操作で投与する薬剤を確認しています）。採血はとくに指示のない限り、動脈側から行い、薬剤投与は静脈側から行います（図2、3）。

③血圧を測定し、返血による血圧の変化に対して、何らかの処置または透析条件変更が

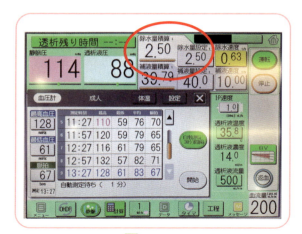

図1　除水量の確認
除水量設定（予定した除水量）と除水量積算が同じであることを確認する。

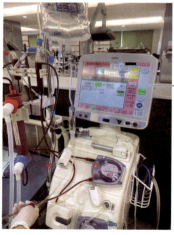

図2　投与予定の薬剤
上記の指示の場合、3製剤（リプル®キット、ウパシタ®、ダルベポエチン アルファ）の投与が必要になる。なお、当院では、現在は電子化されているため、投与薬剤は透析装置の画面で確認している。

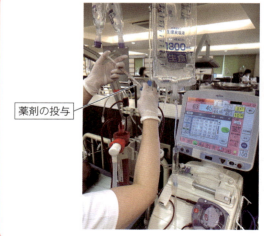

図3　薬剤の投与

必要と考えられた場合には、返血を行う前に、担当医による処置・透析条件変更の指示がないかどうかを確認します。
④返血に必要な鉗子の数を確認します。鉗子の数は施設によって異なります。また、鉗子を使用していない施設もあるので、自分の勤務する施設はどうか、あらかじめ確認しておきましょう。
⑤バスキュラーアクセス（VA）の消毒に必要な物品が準備されていることを確認します（図4）。
⑥事前に手指衛生を行い、ディスポーザブル

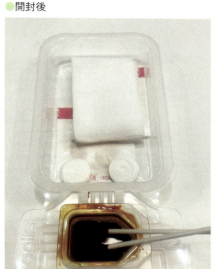

図4 VAの消毒に必要な物品

の非透水性ガウンまたはプラスチックエプロン、サージカルマスク、ゴーグルあるいはフェイスシールド、未使用のディスポーザブル手袋を装着します。

返血操作[1]

返血とは、ダイアライザと血液回路内の血液を清潔に、かつ安全に体内に戻す操作です。日本透析医会の『透析施設における標準的な透析操作と感染予防に関するガイドライン（六訂版）』では返血操作手順について次のように記載されています[1]。

①事前に手指衛生を行い、ディスポーザブルの非透水性ガウンまたはプラスチックエプロン、サージカルマスク、ゴーグルあるいはフェイスシールド、未使用のディスポーザブル手袋を着用することを推奨する。（Level 1 A）

終了後、手袋は直ちに廃棄することを提案する。（Level 2 A）

②返血中は、患者の一般状態、穿刺部位の観察および装置モニタを監視する。

③返血終了後の抜針操作は、感染対策の観点からも患者側と装置側それぞれ1人ずつ担当し共同で行うことを提案する（Level 2 C）が、一定の条件を満たす場合に限り1人で行うことが可能である。

④使用済みのダイアライザ・血液回路は残液が漏出しないように密閉し、感染性廃棄物として廃棄することを推奨する。（Level 1 E）

一定の条件とは、自動返血機能が搭載され

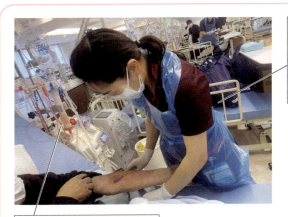

正しくPPEを装着
- プラスチックエプロン
- サージカルマスク
- フェイスシールド
  （当クリニックはシールドつきマスク）
- 未使用のディスポーザブル手袋

ダイアライザに残血もなく、きれいに返血が終了している

図5 抜針
返血工程終了後に、抜針を行おうとしているところ。

た透析用監視装置を操作する場合や、返血操作がすべて終了したうえで、さらに装置側のパネルなどに触れる操作を終了した後に、動・静脈から抜針するなど、マニュアル化された手順を守っている場合です[1]。また、返血動作は同じスタッフが開始から終了までを一貫して行い、途中交代は行わないようにしましょう。

返血時には、個人防護具（PPE）を使用します（図5）。返血は、生理食塩液200～400mLによる置換のため、装置モニターの監視とともに、患者の状態や穿刺部位の観察が必要です。

透析終了後のダイアライザと血液回路内には少量の血液が含まれることから、漏出、飛散しないように閉鎖回路とし、感染性廃棄物として処理します。また、血液が付着したガーゼ、防水シーツも同様に処理し、金属針は切り離して専用容器に廃棄します。

止血操作[1]

返血後は速やかに止血操作を行います。『透析施設における標準的な透析操作と感染予防に関するガイドライン（六訂版）』ではスタッフによる止血操作手順について以下のように記載されています[1]。

① 手指衛生を行い、サージカルマスクを着用する。未使用のディスポーザブル手袋を着用することを推奨する。（Level 1 A）
② ディスポーザブルの非透水性ガウンまたはプラスチックエプロン、ゴーグルあるいはフェイスシールドを着用することを推奨する。（Level 1 A）
③ 止血前に血圧確認とともに、血管の走行、深さ（皮膚と穿刺孔のずれ）などを確認する。

VAの種類に応じて止血時間は異なります

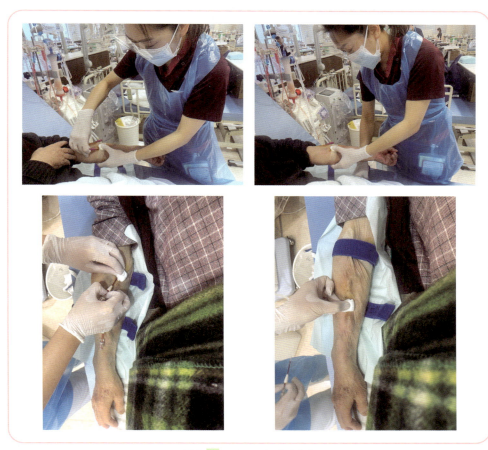

図6 スタッフによる止血

が、止血の基本は、スリルや拍動が確認できる程度の圧迫です（図6）。内シャントでは止血開始後、5分程度はスリルが確認できる圧力とし、以後5〜10分程度で徐々に弱めていきます。15分程度経過後に、皮膚孔からガーゼをはなして、漏血や腫脹がないことを確認します。15分程度止血しても血が止まらない場合には、抗凝固薬の投与量や穿刺部位、凝固能について検討します。

近年では、患者の高齢化などにより、自己止血がむずかしい患者もいます。そのような場合にはスタッフによる止血が必要になります。スタッフは止血終了後に、確実に止血できていること、止血部位に異常のないことを確認して、止血絆創膏を貼付し、患者を退室させます。血液が付着したガーゼなどは、感染性廃棄物として処理します。

引用・参考文献
1) 日本透析医会. 透析施設における標準的な透析操作と感染予防に関するガイドライン（六訂版）. 東京, 日本透析医会, 2023, 146p.

医療法人社団豊済会下落合クリニック
看護課 師長／慢性腎臓病療養指導看護師／
腎代替療法専門指導士／日本糖尿病療養指導士
高梨未央 たかなし・みお

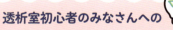

聞くは一時の恥、聞かぬは一生の恥

　透析終了時は、ドライウエイト（DW）に近づくため、血圧低下など患者の体調は変化しやすい状況にあります。返血の手技に集中しながらも、患者にいつもと違うところはないか、観察を行いましょう。

　また、わからないことや不安なことはそのままにせず、調べて、確認しましょう。ミスをしてしまったら、素直に反省をします。しかし、引きずることはやめましょう。次も同じミスを起こさないためにも、その日のうちにふり返ることが大切です。

第5章

終了後の片付けまで

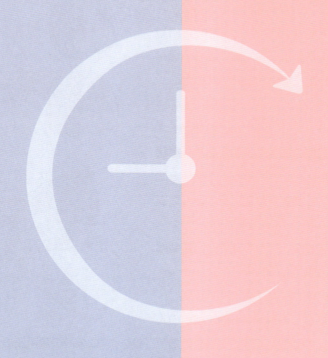

1 透析終了後の観察

透析室初心者トウ子の失敗エピソード

その①血圧低下

糖尿病性腎症で、透析導入期のAさん。透析前血圧154/90mmHg、透析中血圧130/70mmHgでした。透析終了後に坐位になり血圧を測定すると、坐位の血圧は100/55mmHg、脈拍は98回/分でした。Aさんは**立ち上がり体重を測るために歩いている途中で「気分が悪い」とふらつき、座り込んでしまいました**。血圧を測定してみると68/40mmHgに低下しており、脈拍は110回/分でした。Aさんは「こんなにつらいなんて。**透析はもうしたくない**」と言いました。

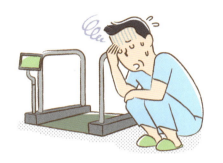

その②止血の確認

透析歴10年のBさん。Bさんのシャントは**拍動が強く、中枢側の血管に狭窄があり、瘤状になっていました**。トウ子は圧迫止血を5分間行い、止血ベルトを巻きました。その後、更衣室へ行ったBさんから「血が出ました」とナースコールがありました。行ってみると、**穿刺部から出血し、内出血**がみられました。

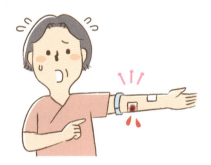

その③人工血管内シャント（AVG）の止血

透析導入期のCさん。シャントは左前腕の**人工血管内シャント（AVG）**です。主治医の指示どおり、**10分間の用手圧迫止血**を行いました。止血後に確認すると、**シャント音が弱くなっていました**。

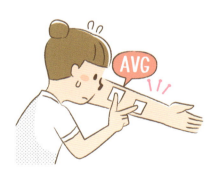

その①血圧低下

1）除水による血圧への影響

透析終了後はバイタルサインの変動やこむら返りなどを起こしやすく、異常の早期発見が重要です。透析中や終了時の血圧低下のおもな原因は、短時間での除水による急激な循環血液量の減少です。

透析で行う除水とは、血管内から水分をひき出すことであり、多いときには4〜5kgの除水を行うこともあります。人間の血液の量は体重の13分の1といわれており、65kgの人であれば血液量は5kgとなります。自尿がない透析患者の場合は、血管内にある水分量が一定量を超えると、血管内にある水分は間質液を通り、細胞内にたまります。この細胞内に水分がたまった状態を浮腫といいます。細胞内にたまった水分は、透析によって血管内の水分がひき出されれば、間質液を通って血管内に戻っていきます。この水分の移動をプラズマリフィリング（plasma refilling）といいます。

除水によりスムーズな細胞間のリフィリングが起これば、循環血液量は保たれ、血圧低下は起こりません。しかし、透析間の体重増加が多いにもかかわらず透析時間が短いと、時間あたりの除水量が多くなり、除水速度よりも血管内への水分の移動速度（plasma refilling rate）が低くなり、血圧低下の原因になります。

血圧低下を起こさないためには、透析中の時間除水は15mL/kg/時間を超えないよう

にするべきだといわれています。これは、4時間透析でドライウエイト（DW）の6％を超えない除水量に相当します。

2）対応策

透析間体重増加を適正に保つためには、食塩制限が必須です。血清ナトリウム濃度140mEq/Lを食塩量に換算すると、8.2g/Lに相当します。つまり、透析間に体重が1kg増加した場合には8.2gの食塩を摂取したことと同様です。中1日で3kgの体重増加があった場合には、前回の透析終了後から44時間で8.2g×3＝24.6gの食塩を摂取していたということがわかります。ほぼ2日で24.6gなので、1日の食塩摂取量は12g程度となり、目標とする1日6gの食塩摂取量とはほど遠い状況となります。体重増加が多い患者には、食塩の制限ができるような患者指導が必要です。

また、透析中から血圧低下が著明なplasma refilling rate が追いつかない患者には、プログラム除水などを用いた計画除水を行い、透析後半に除水が少なくなるような方法も効果が期待できます。

図1-a の透析前半に除水が多いパターンが効果的な場合は、透析前の血圧が高めで脱血による血圧低下のない患者です。前半に除水を多くして、後半はゆるやかに除水量を下げていきます。

図1-b の透析前半は除水が少ないパターンもしくは除水なしのほうが効果的な場合は、脱血後の血圧低下が著明な患者です。透析開始後に血圧の安定を待って除水を行っていきます。透析時間を延長しても、時間あたりの

a 透析前半に除水が多いパターン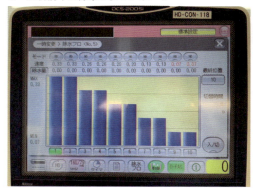

b 透析前半は除水が少ないパターン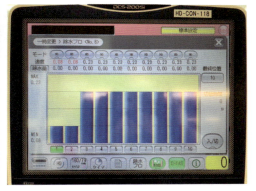

図1 除水量の見方

除水量を減らすことができます。

ほかにも、透析後半から終了前に出現する血圧低下においては、DWが適正ではない場合もあります。この場合は、DWの適正について評価が必要です。また、糖尿病の患者では末梢神経障害による起立性低血圧が原因の血圧低下もあります。

3）ドライウエイトが適正かどうか

DWが適正かどうかを検討していきます。DWを決定するための指標として、血圧、心胸比（CTR）、ヒト心房性ナトリウム利尿ペプチド（hANP）、脳性ナトリウム利尿ペプチド（BNP）があります。導入期では、尿毒症などによって食事量が少なくなり、やせている状態の患者も多いです。その場合は、DWは下げていくことが多いと思います。導入後に体調が安定すれば食事量が増え、筋肉量や体脂肪は変化していくためDWを上げていく必要もあります。患者の体調の変化を観察しながら、経時的に評価していくことが必要です。

4）透析後の起立性低血圧とその対応

●透析患者の起立性低血圧リスク

透析後の患者は、除水により循環血液量が少ない状態です。高齢者や糖尿病で動脈硬化が進行している患者は、自律神経反射が低下しているため、起立性低血圧を起こしやすくなっています。透析中の血圧変動や病状から推測し、血圧低下が予測される場合には返血時に穿刺針を補液用に残して、臥位、坐位、立位と時間をかけて慣らし、問題がなければ抜針して帰宅するという配慮も必要になります。

起立性低血圧のリスク因子として、下肢筋力の低下もあげられるため、患者の日常の運動習慣について把握する必要があります。高齢者のフレイルやサルコペニアの問題は、透析患者でも同じことがいえます。透析患者の場合は、週3回4時間の臥床状態をくり返すことが日常となっています。高齢透析患者では、食事制限や食事量低下、透析後の倦怠感による活動量の低下によりフレイルやサルコ

ペニアのリスクが高いことも知っておきましょう。

●患者ができるセルフケア

筋肉量の減少を評価するもっとも簡易な方法の一つとして「指輪っかテスト」があります。本人の両手の親指と人さし指で輪をつくり、その輪で下腿周囲を掴めれば筋肉量が減っており、ぴったりと掴める場合はカットオフ、掴みきれない場合には筋肉量が多いと判断し、左右の手で左右それぞれを対応する下腿について評価できます。患者にセルフチェックとして指導することで、栄養や運動について自己管理の意識を高めるきっかけになります。さらに、透析中や自宅での生活習慣に散歩やストレッチなどの習慣を取り入れることで、起立性低血圧の予防にも有効です。

●患者の不安軽減を図る対応とケア

導入期の患者は、透析中のトラブルから「もう透析をしたくない」という不安が強くなることがあります。導入期のつらい体験は、これからの透析生活に向き合うための自己効力を低下させる可能性もあるので避けたいと考えます。開始前のアセスメントで起立性低血圧のリスクが高い場合には、緩徐な除水から開始していくことも必要です。透析後の血圧低下は、緩徐に起こることが多いため、めまいやふらつきなどの症状が現れることも患者に伝えておき、症状が悪化する前に対応できるように指導します。そして異常の早期発見と適切な対応を行い、患者の不安軽減を図ることが大切です。

その②止血の確認

長期透析患者に多く見られる瘤化して拍動が強いシャントは、中枢側での狭窄がありシャント血管内の圧力が高くなっているため、通常より止血がむずかしくなります。穿刺部からの出血や内出血の原因として、抗凝固薬の過剰投与やシャントの狭窄、同一部位穿刺による皮膚の菲薄化、止血時間の不足、圧迫部位のずれ、シャント肢の屈曲などが考えられます。また内出血が見られる場合は、穿刺部位と後壁を誤穿刺してしまっている可能性があり、穿刺部位とのずれを考慮した止血が必要となります。

これらのことをアセスメントして、止血時間や起き上がりの際のシャント肢への力の入れかたなど、出血リスクについての対応を患者に指導していく必要があります。また、透析後半の高血圧がみられる場合にも出血しやすくなります。自宅や透析中の血圧、内服の状況も確認し、血圧のコントロールも適正にできるように介入していきます。

その③人工血管内シャント（AVG）の止血

1）圧迫の方法

AVGの止血はストレートな血管であり、側副路がないため血流が遮断されやすいことを考えて行います。人工血管には3種構造のポリウレタン製（ソラテック）やテフロン™製（ePTFE）があり、それぞれ止血性に違い

第5章

終了後の片付けまで

透析ケア 別冊　103

があるため、注意が必要です。AVGの止血は指を2本止血コットンにあて、スリルを感じる程度に押さえましょう。1本指で押さえた場合には、圧迫範囲が狭くなり血管穿刺部位が十分に圧迫されず、止血が不十分となり血腫が形成されることがあります。また人工血管は、自己血管内シャント（AVF）と異なり1本道のため、圧迫が強すぎると凝固を起こしシャント閉塞を起こす危険性があります、皮膚穿刺部と血管の穿刺部を意識して止血を行います。

2）シャント音の確認

止血後は、シャント音の確認を行います。吻合部から静脈側の吻合部までの音を聞き、狭窄音がないかを確認しましょう、透析前と比較して音の確認を行うことも狭窄部位の早期発見とシャント閉塞の予防につながります。透析後の血圧が低下する患者は、体位によって血圧が変化すればシャント音が低下することがあります。坐位のシャント音の確認もかならず行ってから、帰宅してもらうことが大切です。

3）動脈表在化の止血

動脈表在化では、基本的には内シャントと同様の止血方法で行いますが、血管内圧は内シャントより高いため、内シャントの止血よりも強い圧迫が必要となります。最初の5分をやや強く、その後の10分をやや弱めに押さえるのがポイントです。止血ベルトを使用する場合は内シャントよりは強めに巻きますが、圧迫が強すぎないように橈骨動脈の触知や手指の色調変化を確認しましょう。また、動脈表在化は、頻回の穿刺による仮性瘤の形成が起こることがあるため、皮膚穿刺部位と血管穿刺部位のずれを考えた止血が大切です。血腫形成時には外科的処置が必要となることがあるため、主治医へ報告し診察を依頼することも考えましょう。

そのほかの退室時アセスメントのポイント

1）体重測定

透析後は、目標除水が達成されているか確認を行います。透析用監視装置の除水量から、患者の体重がDWを達成しているか確認します。

医師の指示により、DWを目標に体重を調整します。『血液透析患者における心血管合併症の評価と治療に関するガイドライン』で定義しているDWとは「体液量が適正で、透析中に過度の血圧低下を生ずることなく、かつ長期的にも心血管系への負担が少ない体重」[1]とされています。そのため、透析間体重を計算するときに着衣の重量が変化することは望ましくないとされ、DWの設定はつねに「裸体重」とされています。着衣の重さで左右されないことが大切です。

入院透析の受け入れを行う医療機関では、ふだんの着衣と条件が異なる患者の対応も必要です。患者によっては、入院中に手術や処置によってドレーンの留置やモニターの装着が必要です。その場合、DWの見直しと体重測定の条件変更が必要となります。要介護状態の患者では、オムツの着用などでも体重に誤差が生じてきます。認知症患者で抑制の必

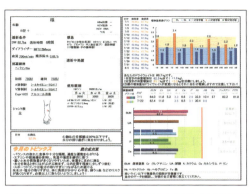

患者用の自己管理シートは、臨床工学技士による体重増加量の評価や管理栄養士のコメントが入っている。半年分のデータは経過表の裏に印刷してあり、時系列でふり返りやすくなっている。

図2　自己管理シート

要な患者の場合は、透析中に使用したミトンや拘束帯を外して測定の条件としているのかによっても終了体重が大きく変化することになります。透析前に各患者の体重測定条件がスタッフ同士で確認できるように、指示簿や記録で共有しておきましょう。ただし、測定の条件が多くなれば、それだけインシデントリスクは高くなるため、患者の状態変化にあわせた条件の見直しをしていく必要があります。

また自己管理可能な患者には、透析間の体重を自己で認識し、次回の目標を医療者と共有して自己管理につなげる指導も大切です。当院では透析手帳や自己管理シートの記入を自己管理指導に取り入れています。また、患者の半年分の検査データが経時的にわかるようにしており、自宅での状態と検査データをあわせて、体調変化や食事の管理がうまくいっているかどうかを患者と一緒にふり返ることができます（図2）。患者は透析手帳の記入を行うことで、体重測定を習慣化することにもなります。体重管理への目標をもつ意識は、患者が透析と向き合い透析生活を自分のこととして受け止めていくためにも必要なことです。体重管理ができるという意識がもてると、透析に管理されている人生ではなく、自分の人生を生きていくことができます。患者が自宅で自分らしい生活が行えているかど

うかを評価して、スタッフと共有していくことが患者の生活の質（QOL）の向上につながります。

2）退室時の転倒リスク

透析後の患者は、除水により血圧低下や筋けいれんなどが起こりやすく、転倒リスクが高いです。ベッドから退室までの動線上には、障害物がないようにしましょう。輸液ポンプのコードやテーブルのキャスターなどはつまずく要因になります（図3）。高齢者は転倒により容易に骨折し、日常生活動作（ADL）の低下を来します。患者にも、転倒リスクの情報提供や履き物の選択指導を行い、転倒予防していく必要があります。

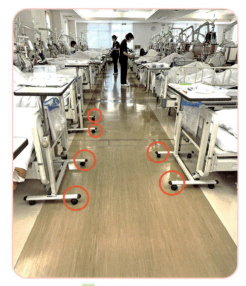

図3　退室時の転倒リスク
●が転倒の要因となる可能性がある。患者の動線上にある危険に気づくことが大切。

透析室初心者のみなさんへのワンポイントアドバイス

透析患者の心のケア

透析患者にとって、週3回の透析時間は透析をはじめてからの人生の多くの時間を占めています。また、導入期患者の多くは治療の開始に心が追いつかず、不安な気持ちで透析を受け入れられずに苦しんでいることもあります。透析がはじまれば早く終わらないか、終わればすぐに帰りたいと、少しくらい体調が悪くてもがまんしたまま帰っている患者もいるでしょう。透析を継続していくなかで、一度は受け入れることができていても制限を続けていくことは簡単ではありません。患者が語るつらさについての言葉は、時に他者への怒りやいらだちとして現れることもあるでしょう。筆者も新人のころは、患者とのコミュニケーションがむずかしく、悩むことが多くありました。患者の語りには喪失体験からの回復（喪の仕事）としての役割があることを理解しておけば、患者の語りに耳を傾けていくことができるのではないかと思います。春木は「悲嘆のプロセスにおいて、自分の置かれた状況を明らかにすることは、非常に大切で重要なことである。この心の仕事こそ『喪の仕事』の中心である。透析患者が自分の置かれた『透析を受けなければならない状況』を自らの力で明らかにしていく作業は、きわめて重要なはずである」と述べています[2]。

引用・参考文献

1) 日本透析医学会. 血液透析患者における心血管合併症の評価と治療に関するガイドライン. 日本透析医学会雑誌. 44 (5), 2011, 337-425.

2) 春木繁一. "透析を引き受けることの難しさ". サイコネフロロジーの臨床：透析患者のこころを受けとめる・支える. 大阪, メディカ出版, 2010, 64-82.

3) 山田恵美ほか. 止血方法の○と×. 透析ケア. 11 (8), 2005, 789-93.

4) 藤井由紀子. 返血・抜針. 透析ケア. 21 (5), 2015, 443-7.

5) 鈴木麻美. 退室時のアセスメント. 透析ケア. 26 (5), 2020, 449-52.

6) 田中順也. "トラブル対処：身体症状①急変". 透析ケア BASIC：透析室に配属されたらこの1冊！ 透析ケア2018年夏季増刊. 松岡由美子編.

大阪, メディカ出版, 2018, 104-10.

7) 谷口裕子. "トラブル対処：身体症状②慢性的な症状". 前掲書6). 111-8.

8) 青木弘之. "患者指導：おもな検査データの見方と指導方法". 前掲書6). 155-60.

9) 日本腎不全看護学会編. "腎不全患者の病態と治療". 腎不全看護. 第5版. 東京, 医学書院, 2016, 23-69.

10) 橋本浩. "症候". 高齢者診療の基本. 東京, 中外医学社, 2022, 12-45.

11) 橋本浩. "高齢者リハビリテーション". 前掲書10). 334-42.

医療法人衣山クリニック
在宅療養支援室主任／透析看護認定看護師／
透析技術認定士／腎代替療法専門指導士
片岡美和 かたおか・みわ

第5章

終了後の片付けまで

2 退室時の観察と対応
（帰宅へのケアと指導）

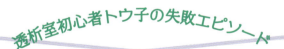

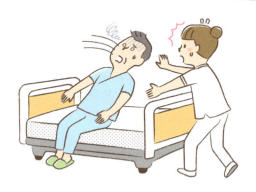

トウ子が透析室に配属されてしばらくたち、やっと透析室の業務にも慣れてきたところです。

今日はトラブルなく、担当の患者も無事に透析を終了できそうです。予定透析時間が終了し、透析終了時の確認項目を先輩といっしょに確認し、問題がないことを確認したトウ子は「Aさん、今日もお疲れさまでした。**終了したので、着替えてくださいね**」と声をかけ、次に透析療法を受ける患者の準備のため、**となりのベッドをととのえに行きました**。

すると**「ガタン！」と大きな音**がしたので、トウ子が振り返ると**Aさんが倒れています**。どうやら、立ち上がろうとした途端に後ろに倒れてしまったようです。トウ子は慌ててAさんに駆け寄り、頭を打っていないか、けががないかなどを確認しました。

トウ子は先輩に、「**透析終了後は低血圧などを起こしやすいため、転倒・転落などを起こさないかどうか、十分注意して観察するように**」と注意されてしまいました。

退室時の患者観察

1）血圧

透析終了後は、除水や血漿浸透圧の低下に伴い循環血液量が減少し、循環動態が不安定になります。糖尿病や心疾患をもつ患者は、自律神経系の異常から血管収縮力が低下し、透析後に坐位や立位になることで、血圧が低下し、めまいや耳鳴りなどの症状を起こすことがあります。起立性低血圧を起こすと、転倒したり、意識を失ったりする危険もあります。透析終了後の血圧低下を防ぐためには、無理な除水設定にならないよう適切な体重管理を患者に指導することが大切です。

2）脈拍

透析患者の心機能の特徴として、体液貯留による心負荷、慢性的な貧血による循環血液

量の増大と末梢循環不全、シャントによる心負荷や高血圧による血管障害などの理由から高心拍出状態にあります。ほかにも、除水による循環血液量の低下や血圧低下、急激なカリウム（K）低下など不整脈を誘発する因子がたくさんあります。

自覚症状がないことも多いため、心電図をつけながら透析をしたり、適切な除水や体重管理が必要です。また、定期的に血液検査や心電図を受けられるような環境をととのえましょう。

3）筋けいれん

透析終了後は血圧低下や急激な除水、カルシウム（Ca）やカリウム、マグネシウム（Mg）の低下から筋けいれんを起こしやすくなります。筋けいれんは強い痛みが生じて、筋肉が収縮し続ける状態です。足だけではなく、腹部や胸部の筋肉がつることもあります。透析後の歩行にも影響を起こし、転倒などの危険性もあります。

筋けいれんの予防には、ドライウエイト（DW）の再設定や体重コントロールをととのえていきましょう。また薬物療法として芍薬甘草湯やカルニチン製剤での予防も推奨されています。筋肉の伸縮性を保つために、日ごろから適度な運動も心がけるよう指導が必要です。

4）シャントの止血状態

シャントの寿命を長く保つためにも、抜針後の止血には観察が必要です。シャントは、1日おきの透析療法で毎回穿刺をするため、正常の血管と比べて、柔軟さも低下し、感染にも弱く、止血能力も低下しています。

透析終了後は止血確認をして、透析開始前のシャントと違いがないかどうかを確認してから帰宅してもらいます。しかし、患者は透析で4時間拘束されているので、早く帰りたいのも正直なところではないでしょうか。時折、ベルト止血中に帰宅の準備をしている患者を目にしませんか？　帰宅準備をしながらの止血は、適切な止血方法とはいえません。適切な止血を行っていないと、再出血をする可能性があるため止血中は安静臥床し、止血確認後、離床するよう説明します。

5）再出血を起こす可能性がある場合

再出血を起こしやすい状況として、以下のようなものがあげられます。

①止血場所と抜針場所がずれている。

②止血バンドがゆるくなり、止血場所がずれている。

③止血時間中に、帰宅の準備などで腕を動かしているため、きちんと止血されていない。

止血をきちんと確認してからでないと、再出血を起こす可能性があります。また、止血時間の延長にもつながります。止血時間は施設ごとに異なるかもしれませんが、止血時間の数分で、今後のシャントが長持ちするかしないかに関係する可能性があります。

6）再出血を起こした場合

再出血を起こしてしまった場合は慌てずに、ガーゼなど清潔なもので出血部位をしっかり押さえましょう。また止血不良、止血困難にはなにか原因があるかもしれないため確認が必要です。

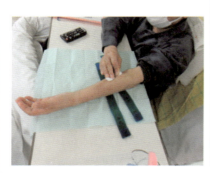
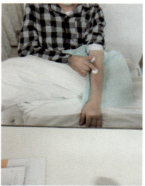
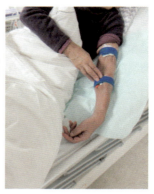

図　止血方法

●自己血管内シャントに問題がある場合
・自己血管内シャント（AVF）に狭窄が起こると、血管内の圧力が高くなり止血しにくい。
・同じ場所にくり返し穿刺すると、細菌感染などにより、血管内の圧力が高くなり止血しにくい。

●人工血管内シャントに問題がある場合
・人工血管内シャント（AVG）はAVFよりも血管内の圧力が高くなり、止血しにくい。
・AVG側に瘤形成があったり、感染したりすると血管内の圧力が高くなり止血しにくい。
・生体ではないAVGは止血に時間がかかる。

●患者に出血傾向がある場合
・抗凝固薬や内服薬の用量・用法を調整する。
・穿刺部位をできるだけ毎回変更する（ボタンホールであれば同一部位でも支障はない）。

＊　＊　＊

　止血は圧迫が強すぎてもシャントをつぶしてしまうことになるため、適度な強さで止血をしましょう（図）。また、皮膚の穿刺孔と血管の穿刺孔には、穿刺の角度や針の長さ、患者の皮下組織の厚さなどから1〜3mmの差があります。皮膚、血管の両方の穿刺孔をイメージしながら止血をするとよいでしょう。抗凝固薬についての知識を深めることも重要です。

7）注意するポイントと観察ポイント
　止血時に使用するガーゼは、小さすぎると穿刺孔から外れてしまう可能性があります。三つ折り×三つ折りほどの大きさに清潔に折り、3本の指でシャント血流を遮断しないよう、スリルが感じられる力で圧迫しましょう。止血後はかならず、シャント音とスリルの確認をし、シャント血流が滞っていないかを確認しましょう。

着替え

透析患者は、正確に体重を測定するためにも毎回同じような、衣服の重さが変わらない服装で透析を受けています。

みなさんの施設では、患者の着替えは更衣室を利用しているでしょうか？ 当院では、以前は更衣室で着替えをしてから、透析室に入室してもらっていましたが、現在は、感染症対策の一環として、入室後にベッドで着替えてもらい、透析終了後は、体重測定後にベッドで着替えてから帰宅するように指導しています。

ベッドでの着替え時や移動時に、コード類やオーバーテーブルなどに引っかかって転倒などを起こさないよう、ベッド周囲の環境整備が必要です。前述しましたが、透析終了後は起立性低血圧を起こしやすいため、着替え中にふらつきや転倒を起こさないよう、患者の血圧や脈拍、体重など「いつもと違う」ことがないかどうかを確認、観察し、異常があれば早期に対応することが必要です。

当院では、透析終了後の着替え中に、頭から倒れてしまい、額から出血してしまった患者がいました。そのあとはコンピュータ断層撮影（CT）をし、無事に何ごともなく帰宅しましたが、同じようなことが起こらないためにも、着替え中のふらつきや転倒など、透析後の体調確認は大切です。

透析療法で除水誤差を判断するために、透析前体重と同様に、透析後体重も正確に測定します。透析後体重と予定除水量、予定の透析後体重との誤差がないかどうかを確認します。透析前体重を測定した服装と同じでも、ポケットに携帯電話や財布などが入っていないかなどを確認しましょう。

セルフケア指導

1）体重を残してしまった場合

透析終了時に、DW に向けて除水することが目標となりますが、体重増加が多いと 4 時間の透析療法では体重増加分を十分に除水できないことがあります。また、血圧低下や透析終了後の倦怠感や筋肉のつり、嘔吐などの症状が現れることがあります。次の透析まで体重を残してしまうと、雪だるま式に積み重なり、DW からますます遠ざかってしまうことになります。1 回の透析で除水可能な範囲と、患者に適した体重増加量を考慮した体重管理を指導することが大切です。

2）いつもどおりの透析ができなかった場合

DW の設定が適正であるにもかかわらず、血圧が低く、途中で透析を終了せざるをえないときがあるかと思います。週 3 回のうちの 1、2 回目は次の透析があるため終了できますが、週の最終日はその後中 2 日空くため、透析を中断してしまうことで透析不足につながってしまいます。このようなときは、水分とカリウムの両方の摂取量に気をつける必要があります。また、非透析日の臨時透析を検討します。まずは、帰宅時に食塩と水分の指導をし、次回までの目標重（体重増加量）

第5章 終了後の片付けまで

を患者と設定し共有します。

　カリウムのとりすぎは命にかかわるため、コントロールが必要です。透析が3時間継続できればカリウムは除去され、カリウム値は低下していきます。日ごろからカリウム値が高値の人など、透析終了後のカリウム値が4.0Eq/L以上になる場合は注意が必要です。その後中2日空いてカリウム値が7.0Eq/L以上になると、心筋障害による不整脈の出現や神経症状、意識障害などが起こる可能性があります。そのような場合は、カリウム制限を指導するとともに、薬剤投与の検討や非透析日の臨時透析を検討します。

3）シャントの状態がいつもと違う場合

　シャントの状態がいつもと違う場合には、シャント音やスリルの確認をいつもより頻回に行います。また、30分以上止血しない場合やスリルを感じない、シャント音が聞こえない、シャント部に痛みを感じるなどのトラブルが起こった場合には、透析施設や救急病院へ連絡し、必要時には受診するよう患者指導を行いましょう。

引用・参考文献

1) 日本透析医学会. 維持血液透析ガイドライン：血液透析処方. 日本透析医学会雑誌. 46（7）, 2013, 587-632.

社会福祉法人聖隷福祉事業団聖隷横浜病院
血液浄化センター　透析看護認定看護師
渡邉和美 わたなべ・かずみ

透析室初心者のみなさんへの　ワンポイントアドバイス

失敗を自分の成長へとつなげる

　透析室に配属されたばかりのころの筆者には、「透析終了後に、患者が起立したときに、起立性低血圧を起こして倒れてしまった」「止血確認をしたはずなのに、シャントから再出血してしまった」「体重測定時に、ポケットに携帯電話を入れたまま透析前体重を測定したことで、DWをマイナスで終了してしまった」など、苦い思い出がたくさんありました。しかし、そのたびに学びなおしながら、今に至っています。

　失敗も循環過程を回して、経験を積み重ねて自分の成長につなげていきましょう。応援しています。

3 患者退室後の業務（記録、後片付け）

透析室初心者トウ子の失敗エピソード

その①透析用記録の確認

患者が退室後、トウ子は先輩たちと透析記録を確認しながら、記載忘れを追記していました。そのとき先輩に、「患者Aさんの透析終了後の止血の確認とシャント音の聴取をしていないか？」と聞かれました。トウ子は終了時の止血操作をしましたが、**忙しいためシャント音の確認をせず、その記録を後回し**にしてしまいました。先輩から、**止血が完了し再出血の危険がないこと、シャントが流れていることを確認し、その結果を適宜記録するように**注意されました。

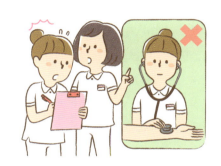

その②透析終了後の片付け

トウ子は、透析装置から外した血液回路・ダイアライザを専用廃棄箱へ廃棄しました。しかし、ふり返って見てみると、透析装置から廃棄箱までのあいだに、**うすまった血液が床にこぼれ、着用していた手袋やエプロンにも血液がついて**いました。

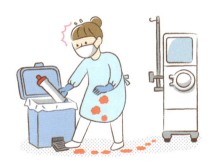

その①透析用記録の確認

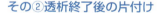

1）透析治療終了後、記録の確認

透析用記録は、透析治療中の経過だけでなく、透析室入室時や退室の状態や経過を記録します。さらに、その日に行った看護処置や透析に関するモニタリングデータを確認し、終了した透析治療を分析・評価します。そして、透析中の患者へ行った看護処置や看護計画に基づく患者指導などをカルテにも記載する必要があります[1,2]。

2）透析用記録やカルテ記録で確認する項目

●体重

透析用記録では、開始時に設定した除水ができ、予定していた体重で終了しているかを確認します。終了予定体重との誤差が大きければその原因を追究します。誤差が生じる原因としては、透析前後の体重測定条件が違っていた、透析中の嘔吐や排泄、点滴や補液による影響、装置の異常などが考えられます。誤差の原因が不明瞭な場合は、臨床工学技士へも報告、相談しましょう。

●バイタルサイン（血圧・脈拍）

最近では透析支援システムを導入している施設も多く、透析中のバイタルサインは自動的に記録されます。透析用記録の確認の際は、透析中の血圧と脈拍の「推移」という視点でふり返るようにしましょう。

透析中の血圧は、除水に伴う循環血漿量の低下により、透析後半に血圧の下降が多くみられます。しかし、透析中の前半、とくに透析開始早々に血圧が下降するケースにおいては、ダイアライザの膜の不適合など、単なる体液量の減少によるものではないことが考えられます。一方で、透析後半で血圧が上昇していくケースでは、ドライウエイト（DW）が高く設定され除水不足による体液過剰であったり、レニンなどのホルモンによる影響であったりします。

透析中の循環血漿量の変化による血圧低下の前駆症状として、脈拍数が増加します。しかし、自律神経障害がある患者では、変化しない場合もあります。また、電解質の変動に伴い、不整脈が認められることもあります。これらのことを考慮し、バイタルサインの推移を確認します。

●モニタリングデータ

最近では、循環血液量モニター（BVM）や生体電気インピーダンス（BIA）法などのモニタリング装置が実用化されています。

BVM搭載の透析監視装置には、透析中の循環血液量変化率（⊿BV）を測定した数値がリアルタイムで表示され、自動的に記録されるようになっています。さらに、BVMでは、バスキュラーアクセス（VA）の再循環率も自動測定でき、VA機能不全などを早期発見できます[3]。透析時のモニタリングデータは、治療中に予測されるイベントへの早期対処につながる目安やシャントの評価などに役立ちます。

BIA法は、身体組成成分を測定・算出でき、体液量や栄養の評価ができます。さらに、細胞膜の状態と関係が深い位相角（PhA）も測定でき、生命予後の指標とも考えられ注目されています[4]。当法人では、透析終了時に身体組成分析装置を用いて、測定された数値を分析し、ドライウエイト（DW）、栄養、フレイル、サルコペニアなどの評価を行っています。

モニタリングデータは、透析中のバイタルサインや採血結果などとあわせて評価することで、安全な透析治療に寄与できるものです。モニタリングデータを苦手とせず、装置の特徴を理解して、安定した透析の提供や個別の病態に対するケアの評価にもいかしましょう。

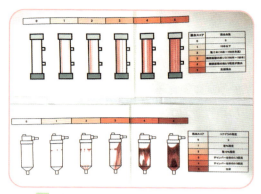

図1 ダイアライザ・チャンバの残血チェックのスコア表

●残血

 透析治療後のダイアライザやチャンバ内の残血の記録がされているかを確認します。残血の原因には、①抗凝固薬の種類や投与量が適切ではない、②ダイアライザの膜の不適合、③ヘマトクリット（Ht）が高値、④除水による過濃縮、⑤脱血不良、⑥体内でなんらかの炎症がある、⑦そのほか、などが考えられえます。長期にわたりダイアライザやチャンバ内の残血がある場合、貧血を亢進させる可能性があり、時系列での経過をみるうえで残血の記録は欠かせません。

 残血の程度を客観的に共通認識・評価できるよう、当法人では図1のように残血量をスコア化して記録に残すようにしています。

●止血

 穿刺部が確実に止血できるまでに要した時間、再出血の有無、穿刺部またはその周囲の腫脹や内出血の有無、止血後のシャント音についての記載を確認しましょう。これらは、穿刺部位の問題やシャントの問題を探るうえでの貴重な情報となります。

●退室時の状態

 退室時の状態の観察は、患者の身体状況を確認するために重要です。糖尿病患者や高齢者では、自律神経障害を合併していることが多く、起立性低血圧に伴い転倒や転落を起こす可能性が高くなっています。したがって、止血確認後にベッドで休憩した際は、何分ぐらい休憩して退室したか、歩行時にふらつきはないかなどを記録します。止血後速やかに退室できない場合は、DWが適正ではない、除水速度が速いなどが考えられます。さらに、帰宅後も倦怠感の持続や臥床時間が延長していないか、自宅での生活活動状況を確認し、倦怠感の残らない透析条件の検討につなげます[5]。

＊　＊　＊

 透析用記録は、バイタルサインや透析支援システムによる自動記録だけでなく、入室時から退出時までの観察、行ったことの確認や処置、あるいは透析間の出来事など、主観的および客観的な情報について記録が不足していないかも確認します。患者個々のこまやかな記録は、透析治療を安全に継続していくために、また個別的な看護を行っていくうえで大切な視点と考えます。これらの透析用記録をアセスメントし、今後の看護計画やケアにいかしましょう[1, 2]。

3）カルテへの記録

 カルテとは、診療録のことで、医療に関してその診療経過などを記録したもの、とされています[6, 7]。診療録は、医師の診療記録をさし、一般的に看護記録、透析記録などは診療記録の一部とされています。先述したよう

に、透析中に行った観察・看護処置や患者指導、看護アセスメントは看護記録としてカルテへ記載します。看護師の記録は医師や他職種への情報共有をするうえでも重要で、看護記録は遅滞なく記録することが基本です。返血などの業務で記録ができない場合でも、できるだけ速やかに記録しましょう。

4）カンファレンス

カンファレンスは、透析治療にかかわるスタッフが参加し、透析患者の情報を共有し、今後の方針などについて検討する場となります。患者の透析療法や日常生活に関することなど、さまざまな問題点に対し、参加者で対策を検討します。カンファレンスの内容はカルテにも記録し、今後の安全な透析治療や継続看護につなげましょう。

その②透析終了後の片付け

1）透析終了後の感染リスク

トウ子は透析終了後の血液回路を回収する際、透析器（ダイアライザ・血液回路）の排液の確認と回路を閉鎖する操作を怠ったため、回路内に残留していたうすまった血液が漏れ出てしまいました。排液（抜液）とは、透析器内の液体を抜く工程です。排液されたダイアライザは透析液口にキャップをし、血液回路は先端を補液ラインなどへ接続するかクランプで閉じ、閉鎖回路にして廃棄します。これらの確実な操作により、透析装置や床などへの血液汚染を予防することができます。

透析室は、血液の飛散するリスクが高い環境であり、手袋、エプロン、ゴーグル、マスクなど個人防護具（PPE）の着用により血液や体液からの曝露を防ぎます。さらに、汚染した透析装置や環境、医療従事者の手指は、感染病原体の伝播にも関与する可能性があります。そのために、正しい透析後の片付けかたを確認しましょう。

2）感染性廃棄物

感染性廃棄物とは、「医療行為などにより廃棄物となった脱脂綿、ガーゼ、包帯、ギプス、紙おむつ、布おむつ、注射針、注射筒、輸液点滴セット、体温計、試験管などの検査器具、有機溶剤、血液、臓器・組織などのうち、医療関係機関などから生じ、人が感染し、もしくは感染するおそれのある病原体が含まれ、もしくは付着している廃棄物またはこれらのおそれのある廃棄物をいう」[8] とされ、「透析等回路（ダイアライザ、チューブなど）については、これらに含まれている血液などが分離されず一体的に使用されていることから、感染性廃棄物に該当する」[8] となっています。また、感染性廃棄物は性状に応じて「鋭利なもの」「固形状」「液状または泥状」の3種類に区分し、内容物が外の容器に飛び出し針刺し事故が発生することがないよう十分に配慮して容器に梱包します[8]。さらに、関係者が廃棄物の種類が識別できるようバイオハザードマークの色を分けることが望ましいとされています（**表**）[8]。

感染性廃棄物は、排出したその場で容器に収納することや、容器から飛散・流出しないよう十分に注意します。廃棄物の取り扱い

表　感染性廃棄物の性状別の廃棄容器とバイオハザードマークの色（文献8を参考に作成）

- **鋭利なもの（注射針、メスなど）**：金属製、プラスチック製の耐貫通性のある堅牢な容器を使用する。黄色。
- **液状または泥状のもの（血液など）**：プラスチック製容器か、または段ボール容器（内袋使用）などの廃液などが漏洩しない、堅牢な密閉容器を使用する。赤色。
- **固形状のもの（血液などが付着したガーゼなど）**：段ボール容器（内袋使用）か、または丈夫なプラスチック袋を二重にして使用するなど、堅牢な容器を使用する。橙色。

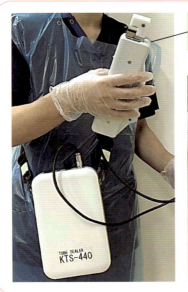
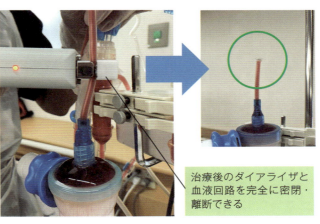

ダイアライザーシーラー（KTS-440［常光］）
電池駆動であり、持ち運びできる

治療後のダイアライザと血液回路を完全に密閉・離断できる

図2　ダイアライザーシーラー

は、かならずPPEを着用し、各施設の処理基準にしたがって安全に処理してください。

　感染性廃棄物の処理方法としてダイアライザーシーラー（以下、シーラー）を用いる方法があります。シーラーとは、塩化ビニル製の血液回路を超音波溶着→圧着→切断の一連の工程を1回の動作で完結させることができる機器で、電池駆動により迅速な回路離断ができるため災害時の緊急離脱にも使用できます（図2）。当法人では、透析後のダイアライザと血液回路を密閉・分離して、血液漏れを防ぎ、廃棄物経由での感染リスクの軽減と廃棄物の安全性の向上と廃棄容積の減量化に努めています（図3）。

　透析医療は、大量の感染性廃棄物を持続的に排出し、環境負担が課題とされています。感染性廃棄物は焼却処理されるため、透析室でできる廃棄物の適切な分別や処理などで廃棄物量を減らすことは、環境への負担低減につながります。医療従事者として、透析室の衛生面や環境への配慮を意識して医療物品を廃棄するようにしましょう。

3）環境整備

　透析室は、多数の患者が同時に治療を受け

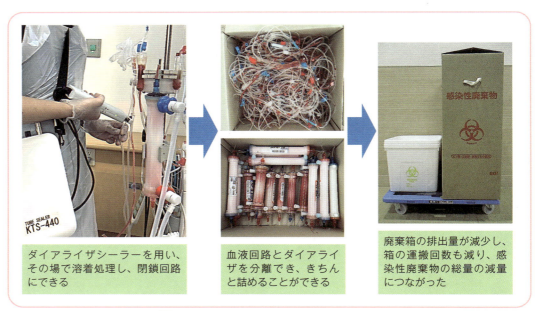

図3 ダイアライザシーラーによる感染性廃棄物の処理

る、患者間でベッドなどを共有するという特殊な環境です。室内環境は、穿刺時や創傷処置時の空気の浮遊物に由来する落下細菌による感染防止の観点から、一般病室や診察室と同程度の清潔度クラスⅣが要求されています[9]。そのため、日常の室内や装置の清掃・消毒の徹底による感染防止のための環境整備が必須となります。

●清掃

透析室では、血液によるベッド周囲および透析監視装置への汚染が頻繁に発生します。汚染された環境表面は、スタッフの手や器具を介して感染の伝播に関与します。患者ごとに、透析終了後、透析（監視）装置外装を含むベッド周辺の環境表面を、洗浄（清拭）および消毒を行う必要があります。透析終了後、目に見える血液の付着があればまずペーパータオルなどで物理的除去を行います。その後、洗浄剤で拭いて目に見えない有機物や汚れを除去します。次に、次亜塩素酸ナトリウム（0.05〜0.1％）、ペルオキソ一硫酸水素カリウム配合剤などの消毒薬を浸したクロスなどで清拭消毒することが推奨されています[9]。清掃の際は、手袋を着用して換気を適宜行います。

また、患者やスタッフの手指が触れる高頻度接触面（体重計の手すり、車いす、ドアノブ、リモコンやベッド柵など）は、さまざまな病原体が付着しているおそれがあり、1日数回の清拭や消毒を行うことが推奨されています[9]。想定される汚染のリスクや程度に応じて、消毒薬を適宜用いて清拭や消毒を行いましょう。

●リネン交換

リネン類は患者ごとに交換することが提案されています。血液や体液で汚染されたリネ

ンは、ほかの患者への感染源になり得るので
ただちに交換します[9]。リネン交換は、コス
トや手間、ほこりの舞い上がりなどのデメリ
ットがあり、各施設の状況や運用に応じて適
宜工夫がなされていると思われます。なお、
汚染されたリネンの処理方法については、ク
リーニング業者によっても多少異なりますの
で、そこの指示にしたがってください。

●ベッド配置

透析室におけるベッド間隔は、感染防止に
配慮し、ベッドの間隔を 1.0m 以上確保する
ことが提案されています[9]。ベッドは、各透
析施設における感染防止を考慮した配置を順
守しましょう。環境整備後は、床に水滴が落
ちていないか、通路に転倒しやすいものはな
いか、ベッドは患者が乗りやすい高さである
かを確認します。次の患者が安全に利用でき
る環境をととのえておきます。

＊　＊　＊

透析室では、各種感染症による感染リスク
を最大限回避するために、感染性廃棄物の適
正処理や感染防止対策を考慮した環境整備に
努めましょう。

引用・参考文献

1) 上田聡美. 透析終了・記録・退室・後片づけ. 透析ケア. 21 (4), 2015, 324-7.
2) 公益社団法人日本看護協会. 看護記録に関する指針. (https://www.nurse.or.jp/nursing/home/publication/pdf/guideline/nursing_record.pdf, 2024 年 12 月閲覧).
3) 長尾尋智. 循環血液量モニタリングの目的と特徴. 透析ケア. 26 (8), 2020, 745-9
4) 長尾尋智. どこを見る？ 何がわかる？ 透析室のモニタリング：多周波数生体電気インピーダンス法の考えかた・見かた②. 透析ケア. 27 (11), 2021, 1082-7.
5) 鈴木麻美. 退室時のアセスメント. 透析ケア. 26 (5), 2020, 449-52.
6) 厚生労働省. 診療情報の提供等に関する指針. (https://www.mhlw.go.jp/shingi/2004/06/s0623-15m.html, 2024 年 12 月閲覧).
7) 厚生労働省. 保険診療の理解のために【医科】（令和 6 年度）. (https://www.mhlw.go.jp/content/001322769.pdf, 2024 年 12 月閲覧).
8) 環境省 環境再生・資源循環局. 廃棄物処理法に基づく感染性廃棄物処理マニュアル（令和 4 年 6 月）. (https://www.env.go.jp/content/000044789.pdf, 2024 年 12 月閲覧).
9) 日本透析医会. 透析施設における標準的な透析操作と感染予防に関するガイドライン（六訂版）. (https://www.touseki-ikai.or.jp/htm/05_publish/doc_m_and_g/20231231_infection_control_guideline.pdf, 2024 年 12 月閲覧).

医療法人光寿会光寿会春日井病院 透析室
透析看護認定看護師／透析技術認定士／
慢性腎臓病療養指導看護師
尾島朋子 おじま・ともこ

透析室初心者のみなさんへの ワンポイントアドバイス

一つひとつていねいな業務の積み重ねが大事！

透析室は、多人数が同時に治療を行っています。そのため、業務が重複し多忙となりやすく、適時必要な記録や個別の感染対策などがおろそかになりやすい環境でもあります。最初は、細かいことにふり回されてたいへんかもしれません。しかし、一つひとつの積み重ねが患者や自分自身の利益につながります。あせらずに、ていねいに業務を行っていきましょう。

索引

欧文

APTT	21
AVF	44
AVG	44
BUN	89
B型肝炎	16
DW	41
hANP	91
HBV感染患者	16
HIT	17
Kt/V	90
nPCR	90
TMP	83
VA	44

あ行

圧力監視	67
アナフィラキシーショック	22
アルガトロバン水和物	17, 21
アルブミン	88
アレルギー	22
イソプロパノール	18
溢水	34
エタノール	18

か行

回路	
―接続	62
―のキンク	28
ガスパージ	27
活性化部分トロンボプラスチン時間	21
かぶれ	45
カリウム	87
環境整備	18, 118
患者	
―指導	91
―本人確認	33, 58
―来院後の業務	32
感染対策・感染症予防対策	15, 42
着替え	111
気泡	
―警報	81
―検知器	67
起立性低血圧	102
筋けいれん	109
駆血帯	21
クロルヘキシジングルコン酸塩含有アルコール	18
血圧	108
―測定	42
―低下	68, 101
血液回路	25

血中尿素窒素 ……………………… 89	心電図モニタリング ……………… 42
血流量の設定 ……………………… 66	腎排泄型薬剤 ……………………… 72
検査値（データ） ………………… 86	スチール症候群 …………………… 45
高カリウム血症 …………………… 34	スリル ……………………………… 46
抗凝固薬 ………………… 16，20，66	清掃 ………………………………… 118
	セッティング …………… 24，25
● さ 行	セルフケア指導 …………………… 111
	穿刺 ………………………………… 50
残血 ………………………………… 115	─部の状態確認 ……………… 69
止血操作・確認 ………… 96，103	洗浄 ………………………………… 24
自己管理 …………………………… 10	
自己血管内シャント ……………… 44	● た 行
市販薬 ……………………………… 73	
シャント	体重 ………………………………… 114
─音の確認 …………………… 104	─計チェック ………………… 39
─感染対策 …………………… 33	─測定 …………………… 39，104
─マッピング ………………… 48	チーム医療 ………………………… 18
終末期 ……………………………… 11	超音波画像診断装置 ……………… 48
腫脹 ………………………………… 45	低分子ヘパリン ………… 17，21
出血性疾患 ………………………… 35	転倒予防・リスク ……… 34，106
消毒薬 ……………………………… 17	トイレ離脱 ………………………… 69
静脈圧警報 ………………………… 79	透析
静脈高血圧症 ……………………… 45	─維持期 ……………………… 11
除水	─開始 ………………………… 57
─設定 ………………………… 67	─中の食事摂取 ……………… 71
─量 …………………………… 41	─導入期 ……………………… 11
人工血管内シャント ……………… 44	─用記録 ……………………… 113
─の止血 ……………………… 103	─療法前の準備 ……………… 15

動脈表在化の止血 ……………………… 104	平均除水速度 ……………………………… 68
怒張 …………………………………………… 46	ベッド配置 ………………………………… 119
	ヘパリン起因性血小板減少症 …………… 17
	ヘモグロビン ……………………………… 88
な行	返血操作 …………………………………… 95
	補液回路の接続 …………………………… 29
内出血 ……………………………………… 35	ポータブルエコー ………………………… 48
ナトリウム ………………………………… 87	発赤 ………………………………………… 45
ナファモスタットメシル酸塩 ………… 17，21	ポビドンヨード（消毒液10％）………… 18
入室時のアセスメント …………………… 32	ポリファーマシー ………………………… 73
脳血管障害 ………………………………… 33	
濃度警報 …………………………………… 83	
	ま行
は行	膜間圧力差 ………………………………… 83
	未分画ヘパリン …………………………… 17，21
バイタルサイン（測定）……………… 42，114	脈拍 ………………………………………… 108
バスキュラーアクセス …………………… 44	目標除水量 ………………………………… 41
—看護 …………………………………… 54	モニタリングデータ …………………… 114
—看護管理者 …………………………… 56	
皮下出血 …………………………………… 45	**ら**行
ヒト心房性ナトリウム利尿ペプチド ……… 91	
標準化	リネン交換 ………………………………… 118
—蛋白異化率 …………………………… 90	リン ………………………………………… 88
—透析量 ………………………………… 90	連絡ノート ………………………………… 36
風袋 ………………………………………… 39	漏血警報 …………………………………… 82
不均衡症候群 ……………………………… 69	
服薬アドヒアランス ……………………… 73	
物品の準備 ………………………………… 20	
プライミング …………………………… 24，27	

好評書

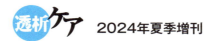
2024年夏季増刊

ぱっと見てわかる！説明できる！
透析患者の検査値＆画像

試し読みができます！
メディカ出版 オンラインストア

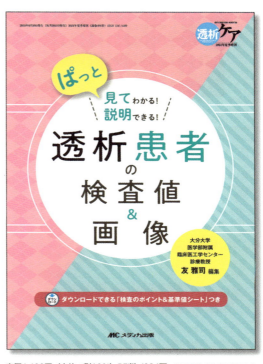

大分大学医学部附属臨床医工学センター診療教授
友 雅司 編集

透析室スタッフが押さえておくべき検査・画像所見を1冊にまとめました。「いますぐ知りたい！」ときにぱっと見て各種検査のポイントがわかり、患者への説明にすぐ使えます。ダウンロード・印刷して持ち歩ける＆患者にわたせる「検査のポイント＆基準値シート」つきです。

定価4,400円（本体＋税10％） B5判／224頁 ISBN978-4-8404-8318-6

内容

1章 透析患者に検査をする前に知っておきたいこと
1. 透析患者の検査が重要な理由・透析室ナースの役割・期待すること

2章 押さえておきたいポイントを網羅！透析患者の重要検査
1. 血中尿素窒素（BUN）
2. クレアチニン（Cr）
3. 推算糸球体濾過量（eGFR）
4. 尿酸（UA）
5. 標準化透析量（Kt/V）
6. $β_2$-ミクログロブリン（$β_2$-MG）
7. $α_1$-ミクログロブリン（$α_1$-MG）
8. ヘモグロビン（Hb）／ヘマトクリット（Ht）
9. 血清鉄／血清フェリチン
10. トランスフェリン飽和度（TSAT）
11. 白血球（WBC）／血小板数（PLT）
12. C反応性蛋白（CRP）
13. 血糖値／Hb1Ac／グリコアルブミン（GA）ほか

3章 画像でみるみるわかる！透析患者の重要検査
1. 胸部エックス線撮影
2. 腹部エックス線撮影／腹部超音波（エコー）検査
3. 安静時12誘導心電図／ホルター心電図
4. 足関節／上腕血圧比（ABI）、脈波伝播速度（PWV）、内膜中膜複合体肥厚度（IMT）
5. シャント造影
6. 骨量／骨密度
7. 腎がんスクリーニング

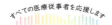
すべての医療従事者を応援します
MCメディカ出版

好評書

透析室のフットケア
ダウンロードして使えるフットチェックシート付き

試し読みができます！

メディカ出版 オンラインストア

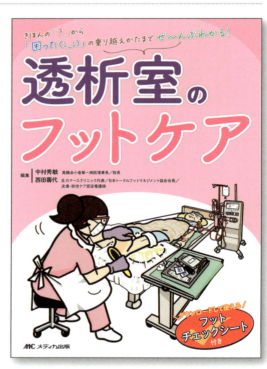

真鶴会小倉第一病院理事長／院長
中村 秀敏 編集

足のナースクリニック代表／
日本トータルフットマネジメント協会会長／
皮膚・排泄ケア認定看護師
西田 壽代 編集

下肢末梢動脈疾患指導管理加算の算定要件であるフットチェックの仕方から、透析中にベッド上で行えるフットケアの手技や足病変のある患者を専門施設へ紹介する際の連携まで学べる、透析室スタッフのための1冊。

定価2,860円（本体＋税10％） B5判／144頁　ISBN978-4-8404-7224-1

内容

1章　透析患者にとってフットケアが大切な理由
1　なぜ透析患者にはフットケアが大切なのか
2　おさらいしよう！「下肢末梢動脈疾患指導管理加算」

2章　まず知ろう！透析患者の足がハイリスクな理由
1　末梢動脈疾患（PAD）
2　糖尿病性神経障害　ほか

3章　透析室のフットチェック
1　透析室で行うフットチェックのポイント
2　ABI・TBI検査　ほか

4章　透析室のフットケア
1　フットケアをする際の基本のセッティング
2　足浴／炭酸浴　ほか

5章 透析患者の足を守るために必要な地域連携のはじめかた
1　連携を構築する際の注意点
2　連携を維持・継続する際のポイント

6章　多職種・地域連携によって支援した症例紹介
1　地域・多科連携により虚血肢痛が強い患者の歩行が改善した一例
2　足病変をくり返し大切断後も再発した一例　ほか

◆付録1　フットチェックシートの使い方DL
◆付録2　全国フットケアコミュニティーMAP
　　　　　by「教えて、足病先生！」

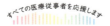

MC メディカ出版

好評書

透析ケア 別冊

透析ナースがいまさら聞けない シャントのギモン

バスキュラーアクセス専門医がたっぷり図解でやさしく答えます！

試し読みができます！
メディカ出版 オンラインストア

飯田橋春口クリニック院長　春口 洋昭 著

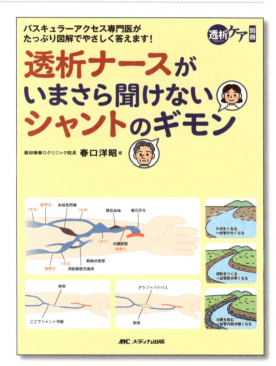

定価3,080円（本体＋税10%）　B5判／160頁　ISBN978-4-8404-8187-8

血液透析に携わるナースにとって欠かせないのがシャントの穿刺や管理である。そもそもシャントとはいったい何か？ なぜ血液透析患者にはシャントが必要なのか？ 自施設の医師には「いまさら聞けない……」という思いを抱いたまま日々のケアにあたっているあなたの疑問に、バスキュラーアクセス専門医がナースとの会話形式でわかりやすく解説する。

内容

第1章　シャントのギモン
- Q1　そもそもどうしてシャントが必要なの？
- Q2　上腕動脈表在化法をしている患者はどうして少ないの？
- Q3　シャントはなぜ手関節近くでつくるの？
- Q4　人工血管はどうしていろいろな種類があるの？
- Q5　どうしてすべての透析患者に人工血管を移植しないの？　ほか

第2章　シャント管理のギモン
- Q8　シャント管理はなぜ必要なの？そもそもシャント管理とは何？①
- Q9　シャント管理はなぜ必要なの？そもそもシャント管理とは何？②
- Q10　触診はなぜ行うの？
- Q11　聴診は必要なの？
- Q12　止血時間が長いのはどうして？ほか

第3章　シャントトラブル・治療のギモン
- Q18　なぜPTAをくり返すの？
- Q19　PTAと再作製手術はどのように決めているの？
- Q20　どうして突然シャントが閉塞するの？
- Q21　瘤はなぜできるの？
- Q22　瘤は切除するべきなの？　ほか

mini解説
- ・内シャント誕生秘話！
- ・じつは心臓からも脱血できる！？
- ・シャント作製部位は患者ごとに決める！？
- ・人工血管の種類と特徴
- ・人工血管の感染予防と狭窄の早期発見のポイント

- ・透析用カテーテルの留置方法と管理
- ・「硬い血管」といっても感触はさまざま！治療もさまざま！
- ・シャント管理は正しい情報を得ることが基本　ほか

column
- ・ゆでガエル理論
- ・「触診」→「エコー」→「触診」をくり返すと触診の感覚が上がる！
- ・新しい聴診法
- ・自分で気づくこと、気づくように仕向けること
- ・mmHgのHgって何？
- ・自己血管内シャント（AVF）の発明は腎不全治療史の節目
- ・シャント管理にも数値化は必要　ほか

すべての医療従事者を応援します　MC メディカ出版

好評書

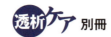別冊

患者の質問に困ったときにパッと読んでサッと回答！
血液透析のキホンがわかる Q&A厳選30

試し読みができます！

メディカ出版 オンラインストア

社会医療法人名古屋記念財団ホスピーグループ
腎透析事業部統括看護部長／慢性腎臓病療養指導看護師
宮下 美子 編集

血液透析について「知っているけれど、患者に説明しようとするとうまくできない」「なんとなく理解しているけれど、人に教えられるほどではない」という透析ナースに贈る透析看護の入門書。患者にそのまま伝えることができる簡単な回答と、くわしく学べる解説で、血液透析と透析患者への理解が深まる。

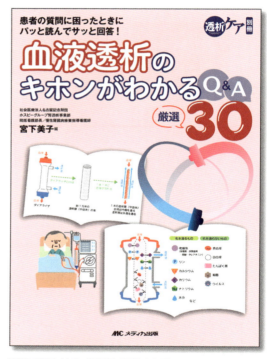

定価2,640円（本体＋税10％）B5判／128頁 ISBN978-4-8404-8465-7

内容

第1章　透析導入
1. どうなったら透析療法を始めなければならないの？開始基準はあるの？
2. 糖尿病患者が腎不全になるのはなぜ？

第2章　透析療法
3. 透析では何を除去しているの？体内に何を入れているの？
4. 透析液の種類にはどんなものがあるの？患者によって変えるの？
5. 週3回、1回4時間の根拠は何？透析時間を増やすとどうなるの？　ほか

第3章　バスキュラーアクセス／穿刺
14. バスキュラーアクセスとシャントって同じもの？
15. なぜシャントをつくるの？動脈に穿刺してはだめなの？
16. シャントを育てるってどういう意味？
17. シャントを長もちさせるにはどうするの？どうしたら狭窄や閉塞が見つかるの？　ほか

第4章　水分・食事管理
20. 透析を導入したら食事管理の内容が変わるのはなぜ？
21. 透析患者だから食べてはいけないものってあるの？　ほか

第5章　セルフケア
24. 血液透析治療をした日はお風呂に入ってもいいの？
25. かゆみが続くのはどうして？自分ではどのようなケアをしたらいいの？

第6章　そのほか
26. 透析は1ヵ月にどれくらい費用がかかるの？患者本人の負担はどのくらいなの？
27. 透析治療を受けていても、妊娠・出産はできるの？　ほか

すべての医療従事者を応援します　**MC メディカ出版**

編著者紹介

松岡由美子 (まつおか・ゆみこ)

上野透析クリニック 看護師長

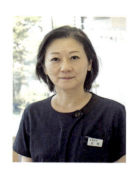

［略歴］

1985年　日本医科大学看護専門学校 卒業

1985年〜　日本医科大学付属第一病院、腎研クリニック、御徒町腎クリニック 勤務

2005年　東京女子医科大学看護学部認定看護師教育センター透析看護分野 卒業

2007年〜2019年　東京女子医科大学看護学部認定看護師教育センター透析看護分野 非常勤講師

2013年〜　上野透析クリニック 勤務

2020年〜　昭和大学看護学部認定看護師教育センター透析・腎不全看護分野 非常勤講師

［資格］

日本看護協会 認定看護師 透析看護分野

慢性腎臓病療養指導看護師

透析技術認定士

［著書］

『ナーシング・プロフェッション・シリーズ 腎不全・透析看護の実践』編集・著（医歯薬出版、2010年）

『透析ケアBASIC：透析室に配属されたらこの1冊！（透析ケア2018年夏季増刊）』編集（メディカ出版、2018年）

『これならわかる！ 透析看護：観察・ケア・トラブル対策・支援（ナースのための基礎BOOK）』監修・著（ナツメ社、2022年）

本書は、小社刊行の専門誌『透析ケア』29巻4号（2023年4月号）の特集「新人ナース応援号！ 透析業務1日まるごとガイド 前編 1年目トウ子の失敗から学ぼう 入室前の準備〜透析開始まで」と29巻5号（2023年5月号）の特集「新人ナース応援号！ 透析業務1日まるごとガイド 後編 1年目トウ子の失敗から学ぼう 透析中〜終了後の片付けまで」をまとめて、大幅に加筆・修正し、単行本化したものです。

透析ケア別冊

透析室へようこそ！ 透析業務1日まるごとガイド
ー異動・転職してきて「あら、びっくり！」失敗しない透析看護のコツ

2025年3月1日発行　第1版第1刷

編　著	松岡 由美子
発行者	長谷川 翔
発行所	株式会社メディカ出版
	〒532-8588
	大阪市淀川区宮原3−4−30
	ニッセイ新大阪ビル16F
	https://www.medica.co.jp/
編集担当	西川雅子
装　幀	藤田修三
イラスト	岡澤香寿美
組　版	稲田みゆき
印刷・製本	株式会社シナノ パブリッシング プレス

© Yumiko MATSUOKA, 2025

本書の複製権・翻訳権・翻案権・上映権・譲渡権・公衆送信権（送信可能化権を含む）は、（株）メディカ出版が保有します。

ISBN978-4-8404-8792-4　　　　　　　　　　　　　　Printed and bound in Japan

当社出版物に関する各種お問い合わせ先（受付時間：平日9：00〜17：00）
●編集内容については、編集局 06-6398-5048
●ご注文・不良品（乱丁・落丁）については、お客様センター 0120-276-115